DARCEY STEINKE

FLIEGENDE HITZE

aufbau

DARCEY STEINKE

FLIEGENDE HITZE

Die WECHSELJAHRE
neu erzählt

Aus dem Amerikanischen
von Eva Kemper

aufbau

Die Originalausgabe unter dem Titel
Flash Count Diary. Menopause and the Vindication of Natural Life
erschien 2019 bei Sarah Crichton Books / FSG, New York.

MIX
Papier aus verantwortungsvollen Quellen
FSC® C083411

ISBN 978-3-351-03820-5

Aufbau ist eine Marke der Aufbau Verlag GmbH & Co. KG

1. Auflage 2021

Einbandgestaltung Anzinger und Rasp, München
Lektorat Claudia Jürgens
Gesetzt aus der Garamond durch Greiner & Reichel, Köln
Druck und Binden CPI books GmbH, Leck, Germany
Printed in Germany

www.aufbau-verlag.de

Für Judy Hottensen

Auch unser eigener Leib wandelt sich ständig ohne Rast, und
was wir gewesen oder noch sind, morgen sind wir's nichts mehr.
OVID

Doch [wenn] der Körper kein Ding ist, so ist er eine Situation.
SIMONE DE BEAUVOIR

Ja, wenn ich jetzt zwischen den beiden Lebensaltern
wählen sollte, ich bin wahrhaftig nicht sicher,
wie die Wahl ausfiele. Denn man verlässt
mit dem engern erotischen Erleben zugleich eine
– zwar wunderherrliche –
Sackgasse, wo gerade nur Zwei nebeneinander Raum haben,
und betritt eine unbeschreibliche Weite, –
die Weite, der ja auch die Kindheit gehörte und
die wir nur für eine Weile vergessen mußten.
LOU ANDREAS-SALOMÉ

Etwas unbestimmt Sanftes, Geheimnisvolles,
Schmerzliches zieht die Intimität des in uns erwachten Lichts
in diese animalische Finsternis hinein.
GEORGES BATAILLE

Dann stiegen Tiere, die längst als ausgestorben galten,
Von den Bäumen. Wir musterten uns gegenseitig prüfend.
TRACY K. SMITH

INHALT

I.

IN DER HITZE DER NACHT

2:11 Uhr: Ich wache auf, mein Herz hämmert, Hitze strömt aus meinem Bauch in den Kopf, lässt mein Gesicht glühen und strahlt aus meinem Schädel aus. Ich sehe, wie eine Lampe mit rosa Schirm aus dem Fenster meines Nachbarn schwebt und über meinem dunklen Garten verharrt.

Eine Stunde später werde ich wieder wach, dieses Mal in der Aura vor der Hitzewallung. Egal, in welcher Stimmung ich gerade bin, diese Auren lassen mich jedes Mal ein unwirkliches Déjà-vu erleben, wie der »Stachel im Fleisch«, von dem Paulus schrieb: Alles ist wie eingefroren, alles ist falsch. Es fühlt sich an, als würde ein Splitter einer anderen, dunkleren Wirklichkeit meine eigene durchdringen.

Auren sind nicht so verbreitet wie Hitzewallungen, trotzdem haben viele der Frauen, die ich befragte[1], von ihnen berichtet. »Etwa eine Minute bevor die Hitze kommt, fühle ich mich von einem Moment auf den anderen ganz furchtbar«, erzählte mir eine Frau. Eine andere beschrieb, es werde gespenstisch still, bevor sie ein verstörendes Gefühl befalle: »Ich werde innerlich ganz ruhig, und dann bekomme ich schreckliche Angst.« Eine weitere Frau fühlt sich wie im freien Fall: »Es ist, als würde ich in einem Fahrstuhl schnell nach unten fahren, mir wird ganz flau, richtig übel, ich fühle mich seltsam schwach, dann kommt die Hitze.«

Ich schlage meine Decken zurück und spüre in diesem ersten Moment gespenstischer Ruhe ein Feuer, das von meinen

Organen auf die Muskeln und die Haut übergreift. Ich würde am liebsten weglaufen, aber wohin soll man vor seinem eigenen Körper fliehen? Jedes Haar ist eine dünne Stromleitung, die meinen Kopf erhitzt.

Ich weiß, was gleich passiert, und ich weiß, dass es bizarr wird. Ich springe auf, laufe in die Küche, fülle ein Glas mit kaltem Wasser und trinke es in einem Zug aus. Aus dem Eisfach hole ich ein Päckchen Mais, drücke es mir an die Brust und starre aus dem Fenster. Im Garten weht das Laub in die eine, dann in die andere Richtung. Ich lege mich wieder hin, doch die Körperwärme meines Mannes ist mir zu gefährlich. Im verlassenen Zimmer meiner Tochter lege ich mich in ihr Bett, umgeben von Postern von Indie-Bands und Fotos ihrer Freundinnen aus der Highschool. Die dicke Bettdecke löst die nächste Hitzewallung aus. Sie beginnt mit der Stille, dem »unheilvollen Gefühl«, das eine Frau beschrieb. Ich fühle mich, als wäre ich nicht mehr Teil der beständigen, normalen Wirklichkeit, sondern in meiner eigenen Körperlichkeit gefangen. Paulus, der möglicherweise an Epilepsie litt, meinte, in seinen Auren den Himmel zu erahnen. Nicht klischeehafte Sphären mit Engeln auf bauschigen Wolken, sondern ein Jenseits in rauer, ungezügelter Pracht. Ich reiße das Fenster auf. Die Hitze durchfährt mich wie ein Wüstenwind. Mein Fleckchen Erde dreht sich der Sonne zu, es wird wärmer. Schon die paar Grad Unterschied durch das offene Fenster können die nächste Wallung auslösen.

So, wie ich während meiner Schwangerschaft Gerüche stärker wahrnahm, reagiert mein Körper jetzt empfindlich auf kleinste Temperaturschwankungen. Wenn mir die Kellnerin im Restaurant das Essen serviert, zum Beispiel die Portion Rühreier neulich, wird erst mein Bauch und dann mein Gesicht heiß. Wenn ich ein Zimmer betrete, merke ich es zwar nicht sofort, dass die Fenster geschlossen sind, aber wenn ich mich in meinem Büro mit einer Studentin unterhalte oder im Seminarraum lehre, fühle ich mich zunehmend wie in einer Falle. Ich schaue immer wieder zum Fenster und zur Tür hinüber und werde langsam panisch, weil ich in meinem Körper, im Raum, im Gebäude eingesperrt bin. Die Hitze strömt an meinen Nervenbahnen entlang, und ich würde am liebsten meinem Körper entfliehen, aus meiner Haut bersten und durch die Decke in die Atmosphäre schießen.

Als ich das nächste Mal wach werde, dringt fahles Licht durchs Fenster, und die Wärme in meinen Gliedern klingt schon ab. Ich drehe mich herum. Mein Mann fragt, was los sei. *Es ist wieder soweit*, sage ich, springe auf, laufe in die Küche und trinke gierig kaltes Wasser. Ich setze mich aufs Sofa. Die Fenster sind geöffnet, blicken aber direkt auf eine Backsteinmauer. In dem kleinen Zimmer fühle ich mich gefangen und eingezwängt.

Das Tagebuch, in dem ich meine Hitzewallungen festhalte, eine schwarz-weiß marmorierte Kladde, liegt aufgeschlagen auf dem Wohnzimmertisch. Heute waren es neun Stück, die aktuelle nicht mitgezählt. Die erste kam heute Morgen beim Kaffee, mein Herz zog sich zusammen, und dann schoss die Hitze waagerecht durch meine Arme bis in die Hände. Als ich später in einem Seminar erklärte, dass eine innere Leere bei fiktiven Figuren genauso angelegt werden muss wie zum Beispiel Wut oder Begierde, verspürte ich plötzlich eine tiefe Traurigkeit und eine schwelende Glut im Rücken. Nach Feierabend ging ich mit einer Freundin etwas trinken, sie erzählte von den Halluzinationen, unter denen ihr Mann litt, und dabei stieg mir die Hitze vom Bauch in die Brust und den Hals und breitete sich wie Dampf in meinem Kopf aus. Zu Hause war es wieder so weit, als ich spülte und die Katzentoilette sauber machte. Zuletzt hatte ich direkt vor dem Zubettgehen das Gefühl, mein Nachthemd wäre mit Heißkleber an mir festgepappt.

Ich lege mich wieder hin und versuche zu schlafen. Es dämmert schon, als ich aus ein paar Decken ein notdürftiges Lager neben dem Bett herrichte. Ich will in der Nähe meines Mannes bleiben. Ein Bein strecke ich unter der Decke hervor und presse die Wade auf den kalten Holzboden. Will ich keine neue Hitzewallung auslösen, muss ich es immer etwas kühler haben, als es angenehm wäre.

Für mich sind Hitzewallungen scheußlich, unangenehm, manchmal sogar überwältigend, aber niemals lustig. Wenn sie in Film und Fernsehen überhaupt einmal vorkommen, dann als Lachnummer auf dem Niveau von jemandem, der auf einer Bananenschale ausrutscht. Ich weiß noch, dass ich als Kind in der Sitcom *All in the Family* sah, wie Edith Bunker rot anlief, sich Luft zufächelte und verwirrt in die Küche lief, während lautes Lachen aus der Konserve abgespielt wurde. Die Menopause wird häufig durch einen männlichen Blick voll Unverständnis und Abscheu gefiltert. In *Mrs. Doubtfire* steckt Robin Williams seine falschen Brüste in Brand und erstickt die Flammen mit zwei Topfdeckeln. Derangiert und mit rauchender Brust steht er in der Küche. »Mein erster Tag als Frau«, sagt er, »und schon habe ich Hitzewallungen.«

Als Kitty Forman in der Serie *Die wilden Siebziger* in die Wechseljahre kommt, klagt sie über Hitzewallungen und blafft ihre Familie an. Ihr Mann Red warnt seinen Sohn und will über »diese Schweinerei reden, die deine Mutter völlig irre gemacht hat«. Als Red im Lexikon »Wechseljahre« nachschlägt, ist er angewidert. »Großer Gott, was sind denn das für Bilder?«

Und natürlich gibt es reichlich Witze über die Wechseljahre.

Was ist gefährlicher, ein Welpe oder eine vernünftige Frau in den Wechseljahren?
Ein Welpe, weil es vernünftige Frauen in den Wechseljahren nicht gibt.

Was ist zehnmal schlimmer als eine Frau in den Wechseljahren?
Zwei Frauen in den Wechseljahren.

Warum bluten Frauen ab den Wechseljahren nicht mehr?
Weil sie das Blut für ihre Krampfadern brauchen.

Auch Frauen reißen Witze über Hitzewallungen. Auf der Website Etsy bekommt man Anstecker mit Sprüchen wie: *Ich bin immer noch heiß, es kommt jetzt nur in Wellen* und *östrogenfreie Zone – Annäherung auf eigene Gefahr.*

Humor kann ein Ausweg sein. Er kann helfen, etwas zu verfremden und umzumünzen, das sonst vielleicht unerträglich wäre. Das verstehe ich. Wie in den Werken von Samuel Beckett kann Humor die Absurdität des Lebens, des Existierens in einem Körper veranschaulichen. »Nichts ist komischer als das Unglück«, schrieb Beckett, »es gibt nichts Komischeres auf der Welt.«[2]

Doch das Lachen über Hitzewallungen ist nicht lebensbejahend. Es ist schrill, gewollt und oft gehässig. Zum Teil wissen Männer nicht recht, wie sie damit umgehen sollen, wenn sich der Körper ihrer Partnerin verändert. Sie erleiden einen ähnlichen Verlust, aber ihr aufrichtiger Kummer mündet zu häufig in Frauenfeindlichkeit. Viele Frauen befürchten, sie würden mit dem Verlust ihrer Fortpflanzungsfähigkeit auch ihre Weiblichkeit einbüßen. Aus unreflektierter Scham machen sie sich selbst klein und entwickeln einen spröden Humor, der eher von Demütigung als einer echten Katharsis zeugt.

Keine der Frauen, mit denen ich gesprochen habe, fand die Hitzewallungen komisch, aber alle waren ebenso erstaunt wie ich darüber, wie heftig und klar abgegrenzt sie auftreten.

– Um drei Uhr nachmittags stürzt die Hitze auf mich ein wie eine Tonne heißer Kohlen.

– Meine Hitzewallungen sind so heftig, dass ich Angst habe, ich könnte einen Herzinfarkt bekommen und sterben.

– Bei mir fängt es mit ... Angst an. Mir wird schlagartig heiß, und Angst zuckt durch jede Nervenbahn.

– Sie sind wie Panikattacken, kommen plötzlich und sind nach vier Minuten vorbei. Ich würde am liebsten an meiner Kleidung zerren, einen Ventilator suchen, mich vor den offenen Kühlschrank stellen, alles, was irgendwie geht.

Hitze und Angst treiben viele Frauen nach draußen, wo sie Linderung suchen. Eine erzählte mir, sie stünde oft mitten in der Nacht im Garten und fächle sich Luft unter den Pyjama. Eine andere zieht ein Sommerkleid an und stellt sich barfuß in die eiskalte Garage, neben die Werkbank ihres Mannes.

Ich schnappe mir häufig etwas aus dem Eisfach – Erbsen, Fladenbrot, Erdbeeren – und drücke es mir auf Stirn, Brust und Bauch. Zugegeben, wenn ich hektisch zum Kühlschrank laufe, mir irgendetwas herausgreife und mich aufs Sofa werfe, wo ich einen gefrorenen Schinken auf der Stirn balanciere, kann es schon lustig aussehen. Trotzdem sind meine Hitzewallungen nicht einfach eine Lachnummer. Auch wenn es niemand laut aussprechen will, bedeutet das Klimakterium einen Verlust, ein Abschiednehmen – jedes Aufflammen erinnert mich an meine Körperlichkeit, meine Sterblichkeit. Jede Wallung drängt meine Psyche zu einer Einsicht, vor der sie sich verschließen will: Sie wird nicht ewig bestehen.[3] Das macht Angst. Aber wenn man sich dem stellt, bietet es auch die Gelegenheit, sich mit den Grenzen seines Daseins auseinanderzusetzen.

Lässt man die landläufige Frauenfeindlichkeit mal außer Acht, würde ich behaupten, dass so abschätzig über Hitzewallungen gesprochen wird, weil sie eine Art Übergang bilden, einen bedeutsamen Wechsel in den späteren Lebensabschnitt. Den ahnungsvollen Zustand vor der nächsten Welle nehme ich als intensiv wahr, beinahe wie eine Halluzination, doch das schmälert nicht seine Wirkung: Ich habe das Gefühl, mir würde gleich Wissen zuteil, über das niemand sonst verfügt, als würde ich etwas über die Grenze zwischen Leben und Tod erfahren.

Über die spirituelle Seite von Hitzewallungen ist in der wissenschaftlichen Literatur und den Selbsthilferatgebern zur Menopause wenig bis nichts zu finden. In den meisten Texten geht es darum, die Wallungen loszuwerden, nicht darum, sie zu verstehen. Am häufigsten wird Premarin empfohlen, ein Hormonpräparat, das aus dem Urin trächtiger Stuten hergestellt wird. Naturheilmittel sind humaner, aber unterschiedlich wirksam. Kräuterkundler empfehlen Traubensilberkerze, Brennnessel, Soja, Hagebutte, Cremes aus Yamswurzel und die Vitamine E und B. Auf einer Website wird geraten, zweimal täglich einen Teelöffel Apfelessig zu schlucken, eine andere empfiehlt, zehn Prozent des eigenen Körpergewichts an Wasser zu trinken. Belinda Carlisle, die Sängerin der Go-Go's, ist der Ansicht, man solle sich einen Magneten in den Slip stecken.

Im Internet fordern mich zahllose Texte auf, mehr über mich zu lachen und weniger zu klagen. Niemand will etwas über die Wechseljahre hören, nicht einmal Frauen in den Wechseljahren. Bei anderen wichtigen Phasen im Leben einer Frau gibt sich die Allgemeinheit deutlich interessierter. Dem Übergang vom Mädchen zur Frau widmet sich mit dem Entwicklungsroman ein eigenes literarisches Genre, und sowohl Männer als auch Frauen schreiben über das Kinderkriegen als Erfahrung, die das Leben verändert. Wenn es nicht um Sex geht, wollen Männer nur selten etwas über unsere körperlichen Befindlichkeiten hören, trotzdem interessieren sie sich weit mehr für das Einsetzen weiblicher Fruchtbarkeit beziehungsweise Sexualität und das Thema Geburt als für die Menopause.

Und was ist mit dem Gefühl, das ich zum ersten Mal bei einer Hitzewallung verspürte, dem Gefühl, dass ich zweigeteilt bin, getrennt in Körper und Seele, dass es ein *Ich* gibt, ein einsames, panisches Ich, das meinem Körper entfliehen will?

Charles Finney, ein bekannter Prediger der Erweckungsbewegung des 19. Jahrhunderts, beschrieb seine religiöse Bekehrung ganz ähnlich, wie ich und andere Frauen Hitzewallungen beschreiben. In seinen Memoiren berichtet er, sein Herz habe sich wie flüssiges Feuer angefühlt: »Gefühle stiegen in mir auf und durchflossen mich wie ein elektrischer Strom.« Eine andere Bekehrte sprach davon, etwas würde sie körperlich spürbar überkommen. »Plötzlich schien es mich zu durchdringen und mein ganzes Wesen zu erfüllen.«[4]

Das Erweckungserlebnis wird von den meisten als angenehm beschrieben, aber für einige ist es unheimlich und sogar furchteinflößend. William James trug in seinem Buch *Die Vielfalt religiöser Erfahrung* Berichte von religiösen Bekehrungen zusammen: »Ohne Vorwarnung stand mein gesamtes Sein jäh in einem Zustand höchster Anspannung oder Lebendigkeit, und auf kaum vorstellbare Weise für jeden, der es nicht selbst erlebt hat, wurde mir gewahr, dass sich nicht nur im selben Zimmer, sondern nah bei mir ein Wesen oder eine Präsenz befand.«

In früheren Zeiten hätte ich die Hitzewallungen leicht als eine finstere oder auch als göttliche Erscheinung deuten können, als Fluch einer Hexe, der heiße Wellen durch meinen Körper laufen und meine Zunge brennen lässt und mir das Gefühl gibt, direkt unterhalb des rechten Ellbogen bekäme ich einen starken elektrischen Schlag. James war Psychologe und glaubte, religiöse Bekehrungen würden durch »eine unter der Oberfläche existierende Kraft« ausgelöst, einen lebenden »Parasiten, der außerhalb unserer Wahrnehmung verborgen ist«. Hitzewallungen versetzen mich in einen Grenzbereich, ich spüre, dass die Membran zwischen mir und einer anderen Welt dünn geworden ist. James sah keinen Widerspruch zwischen seiner wissenschaftlichen Erklärung religiöser Bekehrung und dem Glauben an eine höhere Macht: »Ein unterbewusstes Selbst zu postulieren sollte an diesem Punkt unserer Untersuchung nicht die Vorstellung ausschließen, man könne von etwas Höherem durchdrungen sein.«

Bei einem Erweckungserlebnis, wenn wir an so etwas glauben, spürt man das Göttliche unmittelbar, ohne den Umweg über religiöse Lehren, Choräle oder Gebete. Während solche Zwischeninstanzen in den Augen von Transzendentalisten unsere direkte Beziehung zum Göttlichen versperren, schirmen sie doch auch den Einzelnen vor der niederschmetternden Kraft dieser höheren Macht ab. Ein Erweckungserlebnis fegt diesen schützenden Filter beiseite, und der Gläubige ist aufgewühlt bis zur Übelkeit und wird von lavagleicher Hitze durchströmt.

Ich bekomme seit fast zwei Jahren Hitzewallungen. Die Attacken haben mich um meine frühere Gelassenheit und meinen festen Stand gebracht. Jede Frau möchte gerne die Person bleiben, die sie vorher war[5], schreibt Gail Sheehy in ihrem Buch *Wechseljahre – Na und?*. Aber die Person, die ich war, gibt es nicht mehr, und ich kann sie nicht zurückholen. Warum sollte ich Hormone nehmen, wie Sheehy es rät und auch selbst getan hat, um wieder zu menstruieren und meinem Körper vorzugaukeln, er könne noch ein Kind in sich wachsen lassen? Die Feministin Germaine Greer berichtete, sie habe eine kurze Zeit lang Hormone genommen und sich mit dem neuen menstruellen Zyklus unwohl gefühlt. Es sei ihr vorgekommen, als hätte sie einen anderen Lebensbereich entdeckt, jenseits von sexueller Lust und hormonbedingter Fügsamkeit, in den sie zurückkehren wollte.[6]

Teile meines alten Ichs vermisse ich: die Heftigkeit körperlicher Begierde, das allgemeine Wohlbefinden (abgesehen von den Tagen vor meiner Periode), das offenbar zum Teil durch Hormone gesteuert war, und die – wenn auch vor allem theoretische – Vorstellung, ich könne noch ein weiteres Kind bekommen. Jetzt bin ich angeschlagen, nicht mehr so »feucht«, wie Sheehy unschön anmerkt. Aber diese innere Ramponiertheit durch die Hitzewallungen und die Schlaflosigkeit fühlt sich *echt* an –und zu diesem Gefühl der Authentizität gehören eine größere Bandbreite an Emotionen, ein offenerer Blick auf die Welt und eine genauere Selbstwahrnehmung. Dr. Pauline Maki vom Zentrum für Frauen- und Genderforschung der University of Minnesota erklärte mir, zu den unerwarteten Nebenwirkungen von Hitzewallungen gehöre ein stärkeres Einfühlungsvermögen: »Sie kommen einfach, ohne dass man es will. Man hat seinen Körper nicht unter Kontrolle, und deshalb sind Frauen mitfühlender, wenn andere leiden.«

Die Frauenrechtlerin Elizabeth Cady Stanton, Mutter von sieben Kindern, schreibt in ihren Memoiren, für eine Frau beginne der schönste Teil ihres Lebens jenseits der Fünfzig, wenn sie sich nicht mehr für die Hausarbeit verausgaben müsse, »wenn der Egoismus der Familie durch Philanthropie ersetzt wird und wenn das menschliche Wehklagen aus tiefer Armut und tiefem Leiden sie so mitfühlend anrührt wie früher das Weinen ihrer eigenen Kinder«.

Viele Frauen haben in den Wechseljahren das Gefühl, ihr altes Selbst würde sterben und, wie eine Schauspielerin und Gesundheitsberaterin es formulierte, »ein neues Wesen würde hervorbrechen wollen«. Eine Autorin von Jugendromanen erzählte mir, ihre Hitzewallungen begännen damit, dass ihr Herz so fest und schnell schlug, als wolle es ihr aus der Brust springen: »Dann kommt es mir vor, als würde ich gleich aus meiner Haut platzen und brüllen wie der Unglaubliche Hulk.«

Als ich vor Kurzem in einer schlaflosen Nacht eine Hitzewallung bekam, trat ich aus lauter Frust gegen den Bücherstapel neben meinem Bett und presste die Fäuste zusammen, und dann drang ein tiefes, gutturales Knurren aus meiner Kehle. »Mach mich nicht wütend«, warnt Bruce Banner, der Hulk, oft seine Umgebung, weil er weiß, dass starke Gefühlsregungen seinen Puls in die Höhe treiben, so dass er sich verwandelt. Zu Beginn von Louis Leterriers Film *Der unglaubliche Hulk* versucht Banner, der bei einem Test für das Militär von radioaktiven Gammastrahlen durchflutet wurde, seinen Zustand zu kontrollieren, und benutzt dafür zwei natürliche Mittel, die Frauen in der Menopause häufig empfohlen werden: Heilkräuter und Meditation. Als seine Freundin ihn später im Film fragt, wie sich seine Verwandlung anfühlt, antwortet er: »Es ist, als würde man mir einen Liter LSD ins Gehirn gießen.«

Stan Lee und Jack Kirby entwickelten die Figur des Hulk Anfang der Sechziger für Marvel Comics, aber wie ich die Verwandlung durch die Wechseljahre empfinde, erinnert mich eher an die Fernsehserie aus den Siebzigern, in der Bill Bixby den Wissenschaftler Bruce Banner und Lou Ferrigno sein Alter Ego Hulk spielten. Die Serie mit ihren öden Wüstenlandschaften und billigen Kulissen war von einer Atmosphäre der Entfremdung und Traurigkeit durchzogen.[7] Während der Hulk nur eine Phantasiefigur ist, lässt Banners Schwermut seine Probleme real erscheinen. Er kämpft gegen seine Körperchemie an, die aus dem Gleichgewicht geraten ist, und gegen die »unheimlichen Kräfte, die in ihm wohnen«.

Auf YouTube finden sich Hunderte kurzer Videos aus der Serie, in denen Banner sich in den Hulk verwandelt. Die Situationen sind ganz unterschiedlich, mal sitzt Banner in einer Kleinstadt im Gefängnis, dann jagt er Taschendiebe, sitzt unfreiwillig bei einem Demolition Derby mit im Auto oder ist in einem Wachsfigurenkabinett eingesperrt. Die Umstände sind jedes Mal anders, aber seine Verwandlung läuft immer gleich ab: Seine Wangen werden rot, auf seiner Stirn glänzt Schweiß, und er wird panisch, weil er nicht will, was gleich geschieht. Bevor er grün wird, wirkt sein Gesichtsausdruck offen und zögerlich –

ähnlich wie meiner, wenn ich mich bei einer Hitzewallung im Badezimmerspiegel betrachte: Auf der besorgten Miene zeichnet sich eine animalische Sehnsucht ab.

In seiner Ähnlichkeit zu Frankensteins Monster und Mr. Hyde unterscheidet der Hulk sich von anderen Superhelden. Er kämpft gegen Bösewichte und rettet Jungfern in Nöten, schlägt in seiner Wut aber wild um sich. Kein Raum ist vor ihm sicher, selbst sein eigenes Schlafzimmer legt er in Trümmer. Er hat seine Wut nicht verarbeitet, was kein Wunder ist, bedenkt man den Verlust seiner Mutter, seine verkorkste Kindheit und den chemischen Tumult in seinem Körper, gegen den er nichts ausrichten kann. Seine Ausbrüche sind physische und emotionale Reaktionen auf frühere und aktuelle Konflikte. Gleichzeitig bieten sie ihm eine Ausdrucksmöglichkeit. Nachdem Banner jahrelang brav und fügsam gewesen ist, kann er seine Wut herauslassen. Greer schreibt in ihrem Buch *Menopause*, unsere negative Haltung den Wechseljahren gegenüber rühre zum Teil daher, dass »es nicht gut gelitten ist, wenn Frauen ihrer Wut Ausdruck verleihen«. Während der Wechseljahre haben Frauen stärker als zuvor mit ihrer eigenen Mentalität zu kämpfen.

Seit Jahrzehnten bezeichnet man das Klimakterium euphemistisch als *Wechseljahre* und tuschelt hinter dem Rücken älter werdender Frauen: *Sie ist in den Wechseljahren.* Es klingt unheilvoll und surreal, aber im Grunde trifft es den Zustand. Wie der Hulk leide ich weder unter Symptomen noch unter einer Krankheit, ich stecke mitten in einem Bruch, einer Verwandlung, einem grundlegenden, heftigen Wechsel.

Bixbys Brust schwillt an, die Knöpfe platzen von seinem karierten Hemd, seine grüne Haut dehnt sich wie der Stängel einer riesigen Pflanze. Nähte reißen, sein Gürtel springt auf, sogar seine Lederschuhe bersten. Er ist außer Kontrolle, aber auch frei. Er mag ein paar Türen demolieren, verliert aber nie seine Integrität. »Die Frau, die in der Menopause um sich schlägt«, schreibt

Greer, »hat die Bresche in ihrer Selbstdisziplin entdeckt, durch die sie vielleicht endlich in die Freiheit entkommen kann.«

Die Freiheit rückt in greifbare Nähe – die Freiheit eines Lebens ohne kleine Kinder, die betreut werden müssen, ohne häusliche Pflichten, ohne den Drang, schön zu sein, lüsterne Blicke von Männern oder ablenkende sexuelle Begierden. Doch dafür muss sich mein Körper entwickeln. Als Frau sollte ich an die starken Veränderungen von Fleisch und Blut gewöhnt sein. In der Pubertät wurde meine Haut fettig, mir wuchsen plötzlich Brüste, und ich merkte überrascht, dass unter meinen Achseln und zwischen meinen Beinen schwarze Haare sprossen. Im letzten Monat meiner Schwangerschaft streckte das kleine Wesen in mir gerne einen Zeh aus und zog ihn von innen fest über meinen gewölbten Bauch. In der Pubertät und der Schwangerschaft blieb mir vieles unergründlich, aber sie brachten Dinge mit sich, auf die ich mich freuen konnte – den Körper einer erwachsenen Frau, Sex, ein Kind.

Die körperlichen Veränderungen, die von den Hitzewallungen angekündigt werden – vaginale Entropie, Falten, durch Osteoporose brüchige Knochen –, sind kein Anlass zur Freude, sondern düstere Aussichten. »Wir sehen, dass wir auf den Tod zugehen«, schrieb Sarah Orne Jewett 1898. »Manche Kapitel unseres Lebens enden, wie die Natur es vorsieht.« Die bulgarisch-französische Philosophin Julia Kristeva verortet das Grauen, das sie als Abscheu bezeichnet, in dem Augenblick, in dem wir daran erinnert werden, dass wir in einem Körper leben. »Abscheu ist vor allem Mehrdeutigkeit. Denn auch wenn sie das Subjekt aus einem Bann befreit, trennt sie es doch nicht wirklich von dem, was es bedroht – im Gegenteil, Abscheu räumt ein, dass es ewig eine Gefahr bleibt.« Im Angesicht von Untergang und Tod fürchte ich vor allem mich selbst.

••••

Es dürfte kaum ein abscheulicheres Gebäude als den Port-Authority-Busbahnhof in New York City geben. So ähnlich stelle ich mir das Fegefeuer vor: verschmierte Glasscheiben, dreckige Fliesen, erschöpfte Seelen, die zusammengesunken auf Plastikstühlen hocken oder Schlange stehen. Nach meinem Seminar an der Columbia University fahre ich zurück zu unserem Ferienhaus in Sullivan County, um es mit meinem Mann winterfest zu machen. Im Bus sitzen Männer mit schlecht geschnittenen Anzügen und erschlafften Gesichtern und Frauen in geblümten Polyesterkleidern. Ich gehe nach hinten durch, vorbei an einer beleibten Dame in einem rosa Jogginganzug und einem kahlen Mann mit Elvis-Sonnenbrille, und setze mich auf einen Fensterplatz. Der ältere Herr neben mir erzählt am Handy von seinem Termin in der Stadt. Sein Arzt wollte ihm nicht offen sagen, ob er leben oder sterben wird.

Noch ist die Bustür geöffnet, aber sobald sie sich schließt, bin ich eingesperrt. Ich trage drei Lagen Kleidung, die ich ausziehen könnte, meinen Sport-BH nicht mitgerechnet, aber ich weiß jetzt schon, dass eine Hitzewallung kommen wird.

Vor meiner ersten Periode und vor meiner Schwangerschaft wusste ich viel mehr darüber, was mich erwartete, als jetzt bei der Menopause. Zum Teil liegt es daran, dass die Wechseljahre immer noch stigmatisiert werden und Heimlichtuerei, Scham und Angst hervorrufen. Dazu kommt, dass es kaum wissenschaftlich abgesicherte Erkenntnisse über die Menopause und Hitzewallungen gibt. Weil es keine guten Modellorganismen gibt – die einzigen Spezies, die ein Klimakterium durchlaufen, sind Menschen, Schwertwale, Narwale, Kurzflossen-Grindwale und Belugas –, beruht unser Wissen über die Wechseljahre größtenteils auf Spekulationen. Studien haben gezeigt, dass Hitzewallungen mit einem sinkenden Hormonspiegel zusammenhängen und diese niedrigeren Werte vasomotorische Symptome auslösen können.

Die Vasomotorik ist mit dem Gehirn des Gehirns, also dem Hypothalamus, verknüpft, aber auch mit dem Magen, dem zentralen Nervensystem, den inneren Organen, dem Rückenmark und der Haut. Zilien und Fasern in diesem ganzen System senden dem Hypothalamus Informationen über unsere Körpertemperatur. Man könnte sich den Hypothalamus als die Schaltzentrale der New Yorker U-Bahn vorstellen und die anderen Teile unseres vasomotorischen Systems als die einzelnen Haltestellen und kilometerlange Gleise. Die Hormone sorgen dafür, dass alles reibungslos läuft. In den fruchtbaren Jahren gewöhnt sich unser Gehirn an aufeinander abgestimmte Wechsel im Hormonspiegel, oder, um beim Vergleich mit der U-Bahn zu bleiben, es haben sich ein fester Fahrplan und genaue Routen eingeschliffen. In den Wechseljahren schwankt der Hormonspiegel unregelmäßig, und die Botschaften aus den Randgebieten erreichen nicht mehr planmäßig wie früher die Schaltzentrale, sondern geraten durcheinander und werden undeutlich.

Die abnehmende Östrogenmenge schafft die Voraussetzungen für Hitzewallungen. Sie kann außerdem dafür sorgen, dass die Haut empfindlicher auf Temperaturveränderungen reagiert, aber Östrogen ist nicht der einzige Auslöser dafür. In Studien wurden bei Frauen mit und bei Frauen ohne Hitzewallungen nur geringe Unterschiede im Östrogenspiegel festgestellt. Dr. Naomi Rance vom Institut für Neurologie der University of Arizona untersucht Zellen im Hypothalamus. Sie fand heraus, dass Kisspeptin-, Neurokinin-B- und Dynorphin-Neuronen (KNDy) bei Frauen in den Wechseljahren doppelt so groß waren wie bei Frauen davor. »Sie waren groß und übererregt«, erklärte sie mir. Anhand von Tiermodellen fand Dr. Rance heraus, dass die gesteigerte Aktivität dieser Neuronen möglicherweise der Auslöser für Hitzewallungen ist.[8] Während Hitze abgestrahlt wird, erhöht sich der Puls um sieben bis fünfzehn Schläge pro Minute. Die Gefäße weiten sich, wodurch warmes Blut schnell durch Arme, Oberschenkel und Waden strömt. In einer Studie zeigte sich, dass als erster äußerer Teil des Körpers die Fingerspitzen warm werden.

Bei Hitzewallungen läuft etwas falsch und gleichzeitig etwas anderes richtig. Möglicherweise verhindern sie das Verkalken der Arterien und Plaqueablagerungen, die mit Herzkrankheiten in Zusammenhang stehen. Und wenn das Gehirn sich abmühen muss, ein neues Gleichgewicht zu finden, wird es dadurch auch flexibler. Mit jeder Hitzewallung passt sich das Gehirn einem breiteren Spektrum möglicher Hormonnachrichten an. Dr. Maki erzählte mir von neuen Studien, denen zufolge sich das Gehirn nicht nur neu justiert, sondern es dabei auch lernt, eigenes Östrogen zu produzieren. Könnte dieses anpassungsfähige postreproduktive Gehirn zum Teil für die Belastbarkeit, Weisheit und innere Ruhe verantwortlich sein, die ich bei älteren Frauen oft bewundere? »Das wissen wir nicht genau«, sagte Maki, »aber es ist durchaus möglich.«

Mein Bus gleitet wie ein Schiff vorbei an den Einkaufszentren von Jersey, den Leuchtreklamen für Schnapsläden, den kränkelnden Straßenbäumen, Filialen von 7-Eleven und dem Outback Steakhouse. Eine rote Laterne wirft ihr Licht durch das Fenster eines chinesischen Restaurants auf die nasse Straße. Regen prasselt gegen das große Busfenster und rinnt daran herab. Wir fahren hinauf in die Berge, vorbei am Bear Mountain State Park. Auf der Route 17 sind immer seltener Lichter zu sehen, bis nur noch verwaschene Dunkelheit, das regennasse Fenster und der leise schnarchende alte Mann neben mir bleiben.

Ich ziehe mein Tagebuch aus der Tasche. Bis jetzt hatte ich heute acht Hitzewallungen. In der U-Bahn unter dem East River sprang mich die Hitze so plötzlich an, dass ich Jacke und Pullover auszog und im Unterhemd dasaß. Ich brach in Schweiß aus, als ich in einem Imbiss einen griechischen Salat aß und als ich bei Book Culture ein Buch über Schwertwale durchblätterte. Auch, als ich bei der Citibank Geld abhob und als ich für einen Kaffee anstand, war es soweit. Die schlimmste Hitzewallung trat mitten im Seminar auf. Mich befiel leise Panik, als mein Gesicht heiß wurde und mein Schädel glühte wie ein Ofen. Ich redete weiter, als wäre alles normal. Als ich mich auf meinem Stuhl zurücklehnte, hinterließen meine Arme auf dem Tisch vor mir dunkle, feuchte Flecken.

In der Nähe von Monticello, in den Ausläufern der Catskill Mountains, fährt der Bus vom Highway ab, und ich erkenne im Regen eine Tankstelle in wenig schmeichelhaftem Neonlicht. Eine hellblonde Frau tankt ihren Jeep, drinnen redet ein Mann wütend gestikulierend auf den Kassierer ein. Der alte Herr neben mir wacht auf, holt sein Handy hervor und telefoniert. Er weiß es einfach nicht. Wird er sterben? Der Arzt hat sich so undeutlich ausgedrückt. Der alte Mann sieht dem Tod ins Auge. Ich habe den halben Weg hinter mir und stehe am beklemmenden Mittelpunkt des Lebens. Ein ungutes Gefühl steigt in mir auf. Die ersten glühenden Nadeln stechen mich, und mein Herz hämmert. Von Panik erfüllt, würde ich alles geben, um meinem Körper und der Erkenntnis meiner eigenen Sterblichkeit zu entkommen. Ich ziehe meinen Pullover aus und presse die Innenseiten meiner Handgelenke ans Busfenster. Die kalte Scheibe bringt eine leichte Linderung, als mich wieder die Hitze überkommt.

2.

FREE LOLITA

Als ich las, dass auch weibliche Schwertwale die Menopause durchlaufen[9], lag wieder einmal eine schlaflose Nacht hinter mir. Ich hatte mir von dem Buch, an dem ich arbeitete, einem Roman über eine Frau, die sich selbst fremd wird, eine Auszeit genommen, um den Wissenschaftsteil der *New York Times* zu lesen. Darin ging es unter anderem um einen wissenschaftlichen Aufsatz von Darren Croft und Emma Foster über die Southern Resident Killer Whales, eine ortstreue Population von Schwertwalen, deren Weibchen genau wie menschliche Frauen in die Wechseljahre kommen und nach ihrer fortpflanzungsfähigen Phase noch lange leben. Die älteren Kühe können ihr Klimakterium nicht nur um dreißig bis fünfzig Jahre überdauern, sondern führen auch ihre Schulen an, komplexe, geschlossene Familienverbände. Das gilt besonders, wenn ihre Hauptnahrungsquelle, der Lachs, knapp wird. Weil die älteren Weibchen ein reiches Wissen über ihre Umwelt gesammelt haben, folgen ihnen alle anderen Wale, auch die jüngeren Männchen.

Nach der Lektüre der *Times* sah ich mir auf YouTube eine ganze Reihe von Videos über Schwertwale an. Der Schwertwal oder auch *Orcinus orca* ist das größte Mitglied der Familie der Delphine. Sie werden bis zu acht Meter lang und bis zu sieben Tonnen schwer. Ihre Rückenflosse kann bis zu 1,80 Meter hoch aufragen. Die Gehirne von Schwertwalen sind viermal so groß wie unsere und weisen Spindelzellen auf, die mit Empathie in Verbindung gebracht werden. Mütter ziehen jeweils nur ein Kalb groß. Sie säugen es ein bis zwei Jahre lang und bringen ihrem Nachwuchs ihre Sprache, die Futtersuche und die Bräuche ihrer Schule bei.

In Videos aus SeaWorld San Diego schwimmt Corky, ein zweiundfünfzigjähriges, nicht mehr fortpflanzungsfähiges Weibchen, auf dem Rücken und winkt dem Publikum mit ihren Flossen zu. Katina, einundvierzig Jahre alt, schiebt sich bei einer Vorführung in Orlando auf eine Betonrampe. Lolita, fünfzig, schwimmt in ihrem kleinen Becken im Miami Seaquarium enge Kreise. Wild lebende Wale erreichen ein hohes Alter, doch in Meeresparks sterben die meisten innerhalb der ersten fünf Jahre. Lolita ist der zweitälteste in Gefangenschaft lebende Wal und die letzte Überlebende der Southern Resident Killer Whales, die 1970 im Puget Sound im Nordwesten des Bundesstaates Washington mit Booten, Flugzeugen und Sprengstoff in Fangnetze getrieben wurden.[10] Mit ihren bald fünfundvierzig Jahren in Gefangenschaft mit öffentlichen Vorführungen bildet Lolita eine Ausnahme. Auf Aufnahmen sieht man, wie sie in ihrem Becken umherschwimmt. Es ist das kleinste Becken für Schwertwale in Nordamerika, weniger als viermal so breit und einmal so tief wie Lolitas Körperlänge. Sie schwimmt hektisch von Wand zu Wand, wie eine unruhige Seele, gefangen in einem Betonkörper.

····

Am besten gefallen mir die Filme von wild lebenden Walen unter Wasser, auch wenn die Tiere dann schlechter zu sehen sind. Die Wale kommunizieren mit Klicken, Quietschen, Brummen, Schreien wie von Eseln und irritierenden Lauten, die wie eine menschliche Stimme auf Helium klingen. Sie tauchen so tief hinab, dass ich sie auf meinem Bildschirm kaum noch erkennen kann – es ist, als wären sie durch meinen Laptop und den Schreibtisch geschwommen und würden in der dunklen Tiefe schweben, nur noch helle Flecken im schwarzen Wasser.

Ich lauschte lange den Klängen der Southern Residents in der Nähe der San Juan Islands im Bundesstaat Washington. Von dort überträgt das Lime-Kiln-Hydrophon, ein Unterwassermikrophon, alle Geräusche live und zeichnet die Laute der Schwertwale auf ihrer Reise durch die Haro-Straße auf. Meistens hörte ich nur Bootsmotoren und das Rauschen der Strömung. Ich arbeitete an meinem Schreibtisch in Brooklyn und hörte dabei Geräusche aus der Salish Sea, der Heimat der Wale. Wenn ich traurig war, ging ich eine Stufe weiter und sah mir Videos der Southern Residents auf YouTube an oder klickte mich durch Fotos von Begegnungen mit Walen auf der Website des Center for Whale Research. Das Forschungszentrum auf San Juan Island im Bundesstaat Washington untersucht die Southern Residents seit 1978.

Ich begann, von Walen zu träumen. Im ersten Traum strandet ein kleines weibliches Kalb. Ich weiß, dass es jung ist, weil seine später weißen Flecken noch orange gefärbt sind. Als ich mich dem toten Tier nähere, hebt sich seine Rückenflosse, wahrscheinlich durch eine Welle. Anfangs sind die Wale, die durch meinen schlafenden Kopf schwimmen, noch unversehrt, erscheinen aber an Orten, an die sie nicht gehören. Eine Rückenflosse ragt neben mir hoch aus dem Wasser, als ich mich in einem riesigen Schwimmreifen den Delaware River hinuntertreiben lasse. In dem See in Upstate New York, in dem ich manchmal schwimme, taucht eine ganze Gruppe auf und vollführt Sprünge. In einem Traum sind die Wale winzig – überrascht finde ich einen in meinem Suppenteller. Dann wieder erscheinen riesige Wale, so groß wie eine Stadt, aber flüssig, wie Öl strömen sie über mein Haus in Brooklyn hinweg.

In einer Nacht verlieren die Wale ihre äußere Form und alle körperlichen Merkmale, als schimmernde Kugeln schweben sie über dem Parkettboden. Sie sehen aus, wie ich mich fühle, wenn ich in einem Traum fliege. Es kann um etwas ganz anderes gehen – zum Beispiel soll ich in einem wiederkehrenden Traum in ein College-Wohnheim ziehen –, trotzdem sind die Wale da, sie treiben als Energiekugeln über den Campusrasen. Manchmal verlieren sie schlagartig ihre Energie und fallen als stinkender Tran ins Gras. Vor Kurzem formten in einem Traum zwei Wale auf meinem Bett ein L. Ihre Körper schienen so real, dass ihre Nähe allzu intim und beinahe obszön wirkte.

Die Wale begleiten mich, wie es unsichtbare Gefährten manchmal tun: wie ein Liebhaber, dessen Zärtlichkeiten man noch lange spürt, oder in letzter Zeit wie meine Mutter, ein Phantom, dessen Nähe gleichzeitig ins Herz trifft und beflügelt. Von den Walen begleitet zu werden fühlt sich durch ihre drängende Präsenz und die plötzlichen Bewegungen, die ich aus den Augenwinkeln wahrzunehmen meine, ähnlich an, als würde mich ein Mensch heimsuchen, und doch ist es anders. Die Wale sind mir nah, aber fremdartig und ohne direkte Verbindung.

••••

Als Lolita 1970 ins Miami Seaquarium gebracht wurde, lebte dort schon ein älterer Wal. Hugo, ein Southern Resident, den man mehrere Jahre vor ihr gefangen hatte, war ein großes Männchen mit einer geknickten Rückenflosse. In Gefangenschaft knicken bei allen Walmännchen die Rückenflossen, was auf einen schlechten Gesundheitszustand durch die Fütterung mit gefrorenem Fisch und ein zu warmes Becken hinweist. Außerdem litt Hugo unter einer Zoochose, die sich bei ihm in selbstverletzendem Verhalten äußerte; er schwamm immer wieder gegen die Betonwände seines Beckens. Walschützer glauben, dass er sich das Leben nehmen wollte. Als Lolita in Miami eintraf, wurde sie nach Nabokovs unseliger Romanfigur benannt und mit dem wesentlich älteren Hugo, der Humbert verkörperte, »vermählt«. Die beiden Wale paarten sich, einmal sogar während einer Vorstellung, aber Lolita wurde nie trächtig.

Ich sah mir Archivaufnahmen an von Vorführungen, an denen Lolita und Hugo im Laufe der Jahre teilnahmen.[11] In einer Nummer aus den frühen Siebzigern tritt Hugo gegen den »Boxer« Scrap Iron MacAtee an. Scrap Iron kommt in einem weißen Bademantel, roten Seidenshorts und Boxhandschuhen heraus. Als wollte er ihn herausfordern, streckt Hugo die Zunge heraus und dreht sich im Kreis. Scrap Iron steigt in ein kleines Ruderboot, das Hugo zum Kentern bringt, dann zieht Hugo den Mann zum Beckenrand, wo er liegen bleibt und angezählt wird. Während der Sprecher von zehn rückwärts zählt, taucht Lolita, die sich versteckt hatte, auf und bespritzt Scrap Iron mit Wasser. Die beiden Wale drehen eine Siegerrunde durchs Becken, dann springen sie aus dem Wasser und berühren mit den Nasen Bälle, die sechs Meter hoch hängen.

1980 gelang es Hugo dann, sich zu töten. Er starb, nachdem er mit Wucht gegen die Betonwand seines Beckens geschwommen war. Dr. Jesse R. White, der behandelnde Tierarzt, hielt in seinem Nekropsiebericht fest, dass Hugo an einem Aneurysma einer Kleinhirnarterie gestorben war.

Nach Hugos Tod machte Lolita allein weiter. In einem Film aus den Achtzigern reitet ihr Trainer in allen erdenklichen Posen auf ihr. Auf ihr stehend, hält er sich an ihrer Rückenflosse fest, als wäre Lolita ein Surfbrett, er liegt auf ihrem Rücken und auch auf ihrem weißen Bauch, wobei sich Tier und Mensch umarmen. Der Trainer stellt sich auf Lolitas Schnauze, und sie wirft ihn in die Luft. Dann setzt er sich auf ihren Kopf, und wieder schleudert sie ihn hoch. Bei einer Nummer steht der Trainer auf Lolitas Rücken, sie schwimmt mit übertriebenen Schwanzschlägen, was aussieht wie bei einem riesigen Badespielzeug, und ein, zwei, drei Delphine springen auf sie und lassen sich mit dem Trainer von ihr tragen, als wäre Lolita ein Schleppkahn.

••••

Ich war wie besessen von Lolita. Ich las Blogs über sie und trat Facebook-Gruppen bei, die sich für ihre Freilassung einsetzten. Auf den Websites der Bibliotheken von Miami suchte ich nach frühen Filmaufnahmen aus dem Seaquarium. Lolita war ein verwandtes Wesen, wie ich zur Menopause fähig, und ich fühlte mich seltsam stark von ihr angezogen. »Ich sehnte mich verzweifelt danach, Tieren nahe zu sein«, schreibt Charles Foster in seinem 2017 auf Deutsch erschienenen Buch *Der Geschmack von Laub und Erde. Wie ich versuchte, als Tier zu leben.* »Teilweise rührte dies daher, dass ich davon überzeugt war, sie wüssten etwas, was ich nicht wusste, was ich aber aus irgendwelchen Gründen unbedingt wissen wollte.«[12]

Ohne rechten Plan flog ich von New York nach Miami. Ich wollte eine postmenopausale Walkuh besuchen und mit Tierschützern für ihre Freiheit demonstrieren.

....

Mit seinen Space-Age-Betonbauten aus den Sechzigern und der rissigen Pastellfarbe könnte das Miami Seaquarium kitschig wirken, hätte es nicht etwas Finsteres und Schauriges an sich. Im großen Aquarium putzt ein Taucher die Scheiben von innen, über dem Spielplatz mit Piratenschiff weht eine Totenkopfflagge, und in einem badewannengroßen Becken treibt trostlos eine Meeresschildkröte, auf deren Rücken offenbar Algen wachsen.

In der Schwertwal-Arena herrscht eine Stimmung wie auf dem Rummel. Michael Jacksons »Black or White« dröhnt aus den Lautsprechern, und drei Trainerinnen in Neoprenanzügen betreten das Betonpodest. Die jungen Frauen winken lächelnd. Sieht man es mit eigenen Augen, wirkt Lolitas Becken noch kleiner, nicht viel größer als ein Swimmingpool im Garten. Es ist kaum zu fassen, dass ein Tier, das so groß wie ein Lieferwagen ist und in Freiheit hundertfünfzig Kilometer am Tag schwimmt, in diesem schmucklosen Becken bleiben muss. Diese Vorstellung ist die erste heute, und nach allem, was ich über Wale in Delphinarien gelesen habe, muss Lolita hungrig sein. Das ist Absicht, damit sie ihre Kunststückchen vorführt. Auf ein knappes Handsignal von einer Trainerin mit einem langen geflochtenen Zopf hin schwimmt Lolita zum vorderen Beckenrand und schraubt sich in die Höhe. Wasser spritzt von ihrem massigen, glitzernden Körper in alle Richtungen, und die Menge jubelt.

Der große Bildschirm hinter dem Becken zeigt Videos vom sogenannten L-Pod, Lolitas Familie, die frei in der Salish Sea schwimmt. Lolita stützt das Kinn auf dem Betonrand auf, während eine Stimme vom Band von der gefährdeten Population der Southern Residents erzählt. Lolita scheint auch zuzusehen; vielleicht weiß sie, dass sie nach dem Film wieder ein Stück Fisch bekommt, aber vielleicht erinnert sie sich auch an ihre Familie. Ich habe gelesen, dass Hyak, der gefangene Wal, mit dem Meeresbiologe John Ford in den 1980er-Jahren das Echolot von Orcas erforschte, oft mit dem Kopf gegen die Sichtscheibe seines Beckens schlug, damit ihm die Forscher ein Buch mit Bildern seiner wild lebenden Verwandten zeigten.

Lolita benutzt immer noch die gleichen Laute wie die Mitglieder des L-Pods, wie man herausgefunden hat. Eine Wissenschaftlerin vermutet, sie begreife möglicherweise nicht, dass sie fast fünftausend Kilometer von ihren heimischen Gewässern entfernt ist. Vielleicht glaubt Lolita, die Salish Sea würde gleich hinter dem Großbildschirm des Seaquariums liegen.

»Die Frage, die [Tiere] wirklich beschäftigt«, schreibt J. M. Coetzee in *Das Leben der Tiere*, »wie sie auch die Ratte und die Katze und jedes andere Tier beschäftigt, das in der Hölle eines Labors oder im Zoo eingesperrt ist, lautet: Wo ist meine Heimat, und wie gelange ich dahin?«[13]

Nach dem Film winkt Lolita mit ihren Brustflossen und klatscht mit der Schwanzflosse aufs Wasser. Jedes Mal, wenn die Zuschauer applaudieren, schwimmt Lolita zu ihrer Trainerin und holt sich einen Fisch ab. Die Trainerin wirkt gelangweilt, sie füttert Lolita mit einer Hand und hält in der anderen einen Trinkbecher, an dessen Strohhalm sie saugt. Irgendwann senkt sie die leere Hand abrupt und reißt sie wieder hoch. Lolita taucht unter. Minutenlang bleibt sie verschwunden, dann schießt sie empor und springt vollständig aus dem Wasser, ihr Körper schwebt über dem glitzernden Blau. Ihr Breaching, wie solche Sprünge genannt werden, gleicht einem biblischen Wunder, einem Schauspiel, das meine Augen zwar sehen, mein Gehirn aber nicht begreift. Die Zuschauer sehen sprachlos zu, wie Lolita landet und das Wasser wie ein feines Gespinst emporspritzt.

Drei Bedeutungen des englischen Worts *breach* sind: 1) Zustand, wenn etwas verletzt, durchstoßen oder gerissen ist. 2) Eine Lücke (etwa in einer Wand), die durch Stöße entsteht. 3) Ein vollständiger Sprung aus dem Wasser, vor allem von Walen.

••••

Auf engem Raum festzusitzen und auf eine Veränderung von außen zu warten – ist es dumm, meine Gefangenschaft mit Lolitas zu vergleichen? Ist es echten, im wörtlichen Sinn Gefangenen gegenüber unsensibel? Ja. Aber das ändert nichts daran, dass meine Welt zu schrumpfen scheint, seit meine Wechseljahre eingesetzt haben, dass meine Freiheit beschnitten wird, auch wenn ich nicht in einem Becken, einem Käfig oder einer Zelle eingesperrt bin. »Denn mir fehlte das Gefühl«, schreibt die Dichterin Laurie Sheck in ihrem Buch *Captivity*, »ich könne fort, an andere Orte, / Kaum spürbar gefangen / in dieser langsamen Verwandlung ins Nichts.«

Es fällt mir schwer, genau zu sagen, warum mir Lolitas Gefangenschaft vertraut erscheint. Warum mich ihre missliche Lage so berührt. Ich kenne das Gefühl, gefangen zu sein, nicht im wörtlichen Sinne wie Lolita, aber doch im metaphorischen.

Der Verlust der Fruchtbarkeit scheint meine Freiheit als Frau noch mehr zu beschneiden. Eingeschränkt und abgewertet lande ich in der Schublade, in die unsere Kultur ältere Frauen steckt. Lolita muss sein, was immer das Seaquarium vorgibt, ein Wesen, das nicht frei sein will, eine Gefangene, die ihren Wärtern dankbar sein muss, ein Weibchen, das Kunststücke vollführt, damit es Nahrung bekommt.

••••

Während die Menge jubelt und Lolita wieder zu ihrer Trainerin schwimmt, frage ich mich, ob wir, die Zuschauer, ihr leidtun. Offensichtlich stimmt ja etwas mit uns nicht. In gewisser Hinsicht sind wir blind. Als Lolita das Kinn auf den Beckenrand stützt, frage ich mich, ob sie wütend ist, wie es alle Gefangenen zuerst sind. Oder ob sie eine fehlgeleitete Dankbarkeit verspürt, wie es manche Frauen nach Jahren der Gefangenschaft tun.

Captivity, abgeleitet vom Lateinischen *captivitas*, bedeutet »Gefangenschaft«, oft im Sinne von »Kriegsgefangenschaft« gebraucht. Es kann auch »Blindheit« bedeuten. Gefangenen nimmt man manchmal die Sicht, indem man ihnen die Augen verbindet, aber wer andere gefangen hält, leidet unter einer moralischen Blindheit. Ich wollte diesem Wesen, das eine Menopause erlebt hat, nahe sein, aber Lolitas Gefangenschaft erlaubte mir nur eine räumliche Nähe, ihr wirkliches Ich, sie selbst, konnte ich nicht sehen.

Nach der Vorstellung dröhnt Technomusik, und Lolita treibt am Beckenrand. Wegen des beißenden Chlors hält sie die Augen geschlossen. Sie so leblos zu sehen, ist furchtbar, aber immer noch besser als vorhin, als sie auf Kommando Küsse der Zuschauer »auffing«. Ken Balcomb, der Gründer des Center for Whale Research, glaubt, Lolita leide unter dem Stockholm-Syndrom. Sie ist von Menschen abhängig, die ihr die Freiheit verweigern. Darin ähnelt sie gefangenen Frauen in Berichten über Geiselnahmen, sie muss eine langfristige Beziehung zu ihren Wärtern aufrechterhalten, um in einer feindlichen Umgebung zu überleben. Einige Tierschützer vermuten, Lolitas Folgsamkeit sei chemischer Natur – sie bekäme sowohl Beruhigungsmittel als auch Antidepressiva verabreicht. Ihr Leiden als ein Wesen, das der Wildnis entrissen wurde und allein in einer kleinen, nassen Zelle lebt, ist spürbar. Die Menschen drängen näher, halten ihre Handys hoch und lächeln.

••••

Am nächsten Tag postiere ich mich mit zwanzig anderen Demonstrantinnen und Demonstranten vor dem Seaquarium und versuche, ankommende Autos wegzuschicken. Von unserem Standort neben dem Rickenbacker Causeway aus können wir über den Parkplatz hinweg sowohl den Eingang des Seaquariums sehen als auch die hintere Betonmauer der Schwertwalarena. Die Sonne knallt vom Himmel. Meine Schultern brennen schon, und die Gesichtshaut spannt sich. Durch ein Megaphon ruft ein Demonstrant auf Englisch und Spanisch: »Informiert euch!« Andere verteilen kopiertes Infomaterial über Lolitas Gefangenschaft und den Plan, sie in ihren heimischen Gewässern in Washington freizulassen. Ein junger Mann mit einem T-Shirt, auf dem VEGAN steht, hält ein von Hand beschriebenes Schild hoch: FINGER WEG VON TIEREN. Zwei junge Frauen sind als Schwertwale verkleidet, ihre schwarzen Kapuzenshirts sind mit Rosa abgesetzt, die weiten Ärmel stellen die Flossen dar. Zusammen mit seiner Familie demonstriert ein kleiner Junge namens Juan. Er hat ein Bild von Lolita gemalt und darüber geschrieben: EXTRAÑO A MI MAMA!

Nicht alle Demonstranten haben dasselbe Ziel. Einige wollen, dass Lolita in einem Wassergehege in ihrer alten Heimat Washington ihren Lebensabend verbringen kann. Andere wollen nur, dass sie mehr Ruhe bekommt und nicht an jedem Tag der

Woche eine Vorstellung nach der anderen absolvieren muss. Eine Frau verlangt, das Seaquarium solle Lolitas Becken überdachen, weil die brennende Sonne Floridas ihre Haut austrocknet und rissig werden lässt. Einige Demonstranten glauben nicht daran, dass Lolita freigelassen wird, aber sie wollen die Menschen über das Leiden des Wals aufklären, damit sich die öffentliche Meinung gegen die Haltung von Meeressäugern wendet. Nicht alle Demonstranten sind jung. Ein älterer Russe trägt ein Bild von Franz von Assisi bei sich, auf dem SIE HAT AUCH EINE SEELE steht. Er heißt Oleg. »Wenn man mit Tieren Mitgefühl hat«, sagt er, »lebt man wirklich in der Welt von Luft und Wasser und Schmetterlingen und versucht nicht nur, sich hier unten durchzuschlagen.«

••••

Ich hoffe, dass Lolitas Geschichte mit Flucht und Freiheit endet. Ich hoffe, sie wird in ihre heimischen Gewässer in Washington entlassen. Sie wurde auf eine lange Reise geschickt und hat arge Torturen und Demütigungen überstanden. Jetzt muss sie nach Hause zurückkehren und mit ihrer Familie wiedervereinigt werden. Nur, wenn sie sich einander annähern, kann es ein gutes Ende geben. Doch auch wenn Lolita freigelassen werden sollte, ist es nicht sicher, ob sie ihre Gefangenschaft überwinden kann. Jaycee Dugard wurde achtzehn Jahre lang in einem Verschlag hinter einem Wohnhaus gefangen gehalten und wird davon noch immer heimgesucht. »Heute kämpfe ich manchmal selbst dann mit dem Gefühl der Einsamkeit«, schreibt sie in ihrem Buch *Ein gestohlenes Leben*, »wenn ich nicht allein bin. [...] Stunden wurden zu Tagen, Tage zu Wochen, Wochen zu Monaten und schließlich zu Jahren.«[14]

Sollte all das nicht geschehen, wollen die Aktivisten das Seaquarium wenigstens dazu zwingen, Lolita ein größeres Becken zu bauen, das den Vorschriften entspricht. 2017 hat das US-Landwirtschaftsministerium endlich bestätigt, was Tierschützern schon lange klar war: Die Maße von Lolitas Becken entsprechen nicht den Vorgaben, die im Tierschutzgesetz von 1966 festgelegt wurden. Es ist zu klein. PETA hat beantragt, dem Seaquarium die Genehmigung zur Zurschaustellung großer Säugetiere zu entziehen. Das Seaquarium reagierte wie jedes Mal, wenn Aktivisten Lolitas Freilassung fordern. In einer Stellungnahme wies Andrew Hertz, der Direktor des Seaquariums, auf Lolitas Alter hin: »Die etwa fünfzig Jahre alte, nicht mehr fortpflanzungsfähige Lolita [...].« Dann zählte er die vielen Gefahren auf, die im Meer lauerten und es angeblich zu einem zu wilden Ort für eine ältliche Walkuh machten. Hertz schien nicht zu wissen, dass ältere Matriarchinnen die Oberhäupter ihrer Gruppen sind. Sie sind weder gebrechlich noch ängstlich, sondern führen ihre Schule in jeder Hinsicht an. In der Salish Sea leiten deutlich ältere Walkühe als Lolita ihre Gruppen. Ocean Sun, ein fünfundachtzig Jahre altes Weibchen und vermutlich Lolitas Mutter, gehört zu den Anführerinnen des L-Pods. Und die Matriarchin J2, auch Granny genannt, führt die Gruppen J, K und L noch mit 104 Jahren an, sie ist also fünfzig Jahre älter als Lolita.

....

Es fiel mir schwer, anderen zu erklären, was mit mir geschah. Wenn ich es versuchte, stieß die Sprache an ihre Grenzen, ich konnte anderen nicht vermitteln, warum meine Gedanken sich immer mehr um Wale drehten und sie mir Hoffnung gaben. Ich verstand es selbst nicht ganz. Extreme Tierliebhaber wie die junge Frau von PETA, die mir einmal in der U-Bahn einen durch einen Stromschlag getöteten Fuchs vor die Nase gehalten hatte, waren mir immer suspekt. Wie soll man erklären, dass man von einem Tier, einem großen Raubtier noch dazu, wie verzaubert ist? Ich kam mir vor wie die junge Maori in *Whale Rider*. In dem Film wechseln sich Szenen von Walen im Wasser mit solchen von Paikea an Land ab, in denen sie sich gegen ihren Großvater Koro behaupten muss. Koro glaubt nicht, dass Mädchen eine Führungsrolle übernehmen können. Mädchen und Wal verbindet eine zarte, fragile Beziehung. Am Ende muss Paikea auf einem Wal reiten, um ihre Familie, die Dorfgemeinschaft und auch sich selbst davon zu überzeugen, dass sie Wildheit und Stärke besitzt.

Es macht mich richtig verlegen. Ich bin keine Maori. Ich bin nicht einmal ein Mädchen. Aber ich bin eine Frau, die gerade in einen neuen Lebensabschnitt eintritt. Ich bin eine dreiundfünfzigjährige Städterin, stehe am Ende meines mittleren Lebensabschnitts und spüre zum ersten Mal eine tiefe Verbindung zu einem Tier, zu Lolita, aber auch zu J2, der Matriarchin der Southern Residents, zu Granny. Ich sehe mir Videos an, in denen J2 mit einem Delphin spielt, in denen sie mit ihrer Familie Erkundungssprünge macht, nachdem sie Lachse gefressen haben, in denen sie neben jüngeren Mitgliedern ihrer Gruppe schwimmt, so nah bei ihnen, als wollte sie ihnen Ratschläge erteilen.

••••

»Ihre Geschichtenlosigkeit«, schreibt die Feministin Katha Pollitt in ihrem Vorwort zu Carolyn G. Heilbruns Buch *Writing a Woman's Life*, »war das größte Problem der Frauen.« Heilbrun zufolge verwies die Literatur Frauen in den Bereich der Erotik, und kulturell vorherrschende Ansichten führten vor den Altar. Unsere Geschichte endet mit Haus, Kindern, einem liebevollen Ehemann. »Diese Geschichte«, schreibt Pollitt, »genügt nicht, um ein Leben zu füllen, noch dazu legt sie die Handlungsstränge in die Hände von anderen, von Männern, die entscheiden, ob sie Gefallen finden, lieben, Heiratsanträge machen und Frauen echtes Erwachsensein überhaupt ermöglichen.«

Die Menopause setzt dem Narrativ mit ihren Verwerfungen und dem Verlust der Fruchtbarkeit noch weiter zu. Ich hatte das

Gefühl, meine Geschichte sei zu Ende, ich würde nichts mehr erleben. Es sei denn natürlich, ich hätte mich scheiden lassen, dann hätte ich die Nummer mit der Hochzeit noch einmal aufkochen können, wenn auch weniger sexy und mit weniger hohen Einsätzen. Aber was, wenn sich postmenopausale Geschichten so wie vorpubertäre nicht auf die Romantik konzentrierten, sondern auf ein Tier? Wie in den Büchern, die ich liebte, als ich zwölf war, *Wilbur und Charlotte*, *Misty – Das Pony von der Insel* oder *Der König von Narnia*. *Mädchen trifft Jungen* interessiert mich nicht, mich interessiert *Frau trifft Wal*. »Durch ihr eigenes Abenteuer«, schreibt Pollitt, »wird eine Frau zur Heldin ihres Lebens.«

3.

DIE TIERE

Lange bevor Darwin die Grundzüge der Evolution entdeckte, die uns mit den Tieren verbindet, wurde die Menopause in den Bereich des Unaussprechlichen, Animalischen, Niederen gerückt. Im Mittelalter erklärte ein französischer Alchimist, wenn man ein Haar vom Schamhügel einer alten Frau in Menstruationsblut gebe und es in einem Misthaufen vergrabe, finde man »am Ende des Jahres ein gottloses, giftiges Untier«. Edward Tilt, der 1857 das erfolgreiche Buch *The Change of Life in Health and Disease* veröffentlichte, brachte die Wechseljahre in Zusammenhang mit gewalttätigem Verhalten, exzessivem Trinken, Diebstahl, Selbsttötungsversuchen und leichtsinnigem Umgang mit Geld. Er behauptete, eine seiner Patientinnen glaube, der Teufel habe sich in ihrem Schoß eingenistet. »Dem Gehirn wird etwas gesendet«, schreibt er, »durch das Frauen nicht mehr ihrer Handlungen Herr sind, sie sind benebelt von Tiergeistern.« Tilt, der medizinische Aufklärung betrieb und dem Royal College of Physicians angehörte, schrieb, Hitzewallungen würden »befremdliche Gefühle vorausgehen, ähnlich einem Pulsieren, als würde ein lebendes Tier im Bauch pochen«[15].

Eine der Frauen, die ich interviewte, berichtete in einer E-Mail: »Kann vermelden, dass ich diese ganze Sache mit dem Animalischen der Menopause endlich verstehe, ich bin mir plötzlich ständig meines Körpers bewusst. Ich habe Herzklopfen. Bin seltsam aufgedunsen. Voll der Gestaltwandler.«

Der Anthropologe Ernest Becker schrieb, die Menopause sei »ein Tier-Geburtstag«, eine Erinnerung an unsere »Kreatürlichkeit«[16]. Die Menstruation und die Geburt sind weitere Tier-Geburtstage der Frauen, doch anders als die Menopause öffnen sie den Weg in faszinierende, überwältigende neue Welten. Mit dem Einsetzen der Menstruation beginnt sexuelles Verlangen, ebenso wie körperlicher Genuss, Intimität und die Launenhaftigkeiten romantischer Beziehungen. Eine Geburt bringt weitere Veränderungen, durch die Mutterschaft wird unser Gehirn so umgebaut, dass die Bedürfnisse eines neuen, winzigen Menschen unsere eigenen verdrängen.

Nur die Menopause führt nicht zu Aufgaben, in die wir uns vertiefen könnten. Statt neuer Leidenschaften und Verantwortlichkeiten spüre ich nichts, nur eine klaffende Lücke. Zum Teil wird diese Leere von einer auf Sexualität fokussierten, patriarchalischen Kultur erzeugt, in der für ältere Frauen nur wenig Platz bleibt. Die Botschaft wird nicht direkt ausgesprochen, aber sie wird auf unzählige Arten deutlich, und sie ist erdrückend nihilistisch: Du bist nutzlos geworden. Räum bitte das Feld. Zu der inneren Leere kommt eine äußere Unsichtbarkeit. Eine Frau erzählte mir, dass sie nach ihrem fünfzigsten Geburtstag das Gefühl hatte, sie würde mit jedem Tag unsichtbarer werden. In Jeanne Rays Roman *Club der unsichtbaren Frauen* entdeckt Clover, eine vierundfünfzig Jahre alte Hausfrau, dass eine Medikamentenmischung aus Hormonen, Kalziumtabletten, Antidepressiva und Botox sie und andere Frauen in ihrem Alter buchstäblich unsichtbar gemacht hat. Der wirklich erschreckende Aspekt ist dabei nicht die Unsichtbarkeit selbst, sondern dass niemandem, nicht einmal ihrem Mann, auffällt, dass sie nicht mehr da ist.

Ich wandte mich Tieren zu und wollte mehr über einige weibliche Säugetiere herausfinden, weil ich hoffte, sie könnten zu dem führen, was der Philosoph William James in einer seiner

Vorlesungen als das »Mehr« bezeichnete. Ob die Menopause mit ihren leidigen, erschöpfenden Symptomen die finsteren Gefühle einer seelischen Verstimmung, die mit fünfzig zum ersten Mal in mir aufkamen, auslöste oder verstärkte, weiß ich nicht. Aber ich merkte, dass die Beschaffenheit meiner Seele nicht Melvilles feuchtem, nieseligem November glich, sondern einem kalten, zeitungspapierenen März. Ich wollte nicht den Leuten die Hüte vom Kopf schlagen, in meiner Einsamkeit wollte ich die Haare von Fremden berühren.

Ein Tier werden. Das bedeutet nicht, ich würde verwildern oder etwas Niederes werden. Es ist gar nicht kompliziert. Wenn man gut achtgibt, kann man viele Male am Tag das Tierische in sich fühlen: wenn man vögelt, kackt, sein Baby stillt, rennt, schwimmt, isst oder eine Hitzewallung hat. Aber es fällt mir schwer, in diesem leeren Raum bei meinem tierischen Ich zu bleiben. Ich will alle fünf Minuten aufs Handy sehen, nachschauen, ob ich genug Sojamilch für meinen morgendlichen Kaffee im Haus habe, wissen, wie viele Leute das Foto von meiner Katze gelikt haben, das ich auf Facebook gepostet habe.

Auch in der Autorin Carmen Maria Machado weckt die Menstruation Gedanken an das Animalische. »Ich betrachte meinen Körper als Tier«, schreibt sie, »das fortwährend mehr braucht, als ich ihm geben kann.«[17] Auch die Menopause vermittelt das Gefühl, ein Tier zu sein. Eine Frau bricht während eines Elternabends am ganzen Körper in Schweiß aus und kommt sich dabei wie »ein Tier in der Falle« vor. Eine andere Frau hat das Gefühl, dass sie ihre körperliche Gestalt endlich akzeptieren kann: »Ich bin mir bewusst, dass ich ein Tier bin und es immer war.« Eine Dritte vergleicht ihre Hitzewallungen mit Honigdachsen, wie in dem Internetmeme »Honey badger don't care«. Viele Frauen verbinden eine neu gewonnene Scheißegal-Haltung mit dem Tierischen. Für die meisten, mich eingeschlossen, steht das Tierische für die Sterblichkeit, für die Endlichkeit des Lebens. Zum ersten Mal habe ich das Gefühl, ich hätte ein Verfallsdatum.

....

Man ist nie wirklich darauf vorbereitet, einen Elefanten aus der Nähe zu sehen. Ambika, die achtundsechzigjährige, nicht mehr fortpflanzungsfähige Elefantendame, die ich im National Zoo in Washington besuche, erscheint mir wie der Fetzen eines Traums, der herausgerissen und in meinen schalen, farblosen Alltag geklebt wurde. Wenn sie das Maul öffnet, steigt ihr Atem als dicke Wolke in die kalte Luft. Sie streckt den Rüssel aus, dessen Spitze nass und rosa wie ein zahnloser zweiter Mund ist, und schnuppert an meinen Schuhen, meiner Schulter, meinen Haaren.

Als Vorbereitung auf diesen Besuch habe ich mir wochenlang auf YouTube Videos von Ambika angesehen, in denen sie zur Freude der Zoobesucherinnen und -besucher mit Wasser spritzt oder sich Erde auf den Rücken wirft. Ich habe ihre Biographie gelesen, die ihre Pflegerin Maria Galloway zusammengetragen hat: Sie wurde 1959 mit elf Jahren in den Wäldern des indischen Distrikts Kodagu gefangen, von einem Mahut in einem Elefantenlager abgerichtet und mit einem Dampfschiff nach Amerika gebracht. Als sie sich während der Überfahrt erkältete, bekam sie zu ihrem üblichen Heu einen Dreiviertelliter Bourbon und zehn Pfund Zwiebeln.

Galloway erklärt mir, woran man Ambika ihr Alter ansehen kann: an ihrer knochigen, hervorstehenden Stirn, ihren wie zerfranst aussehenden, knorpeligen Ohren und einem rechten Fuß, den sie wegen ihrer Arthritis im Knöchel nachzieht. Sie ist kleiner als die anderen Elefanten, zierlich, sogar zart. Aber sie besitzt noch Energie und wirkt gleichzeitig konzentriert und gelassen, anders als der junge Elefantenbulle, der mit seinem Rüssel ununterbrochen am Torschloss rüttelt.

Diese Gesetztheit gereicht älteren Elefantenkühen in der Wildnis zum Vorteil. Matriarchinnen führen ihre Familienverbände zu Nahrung und Wasser und graben in Dürrezeiten Wasserlöcher. Sie sind gute Zuhörerinnen. Phyllis Lee, eine Elefantenforscherin der University of Stirling, fand heraus, dass Matriarchinnen mit zunehmendem Alter immer länger Tonaufnahmen zuhörten und die einzelnen Laute anderer Elefantengruppen besser deuten konnten. Sie sind sogar in der Lage, das Brüllen von Löwinnen vom Brüllen der gefährlicheren Löwen zu unterscheiden.[18] Karen McComb, eine andere Elefantenforscherin, stellte fest, dass die Tiere auch zwischen Volksstämmen unterscheiden können. Spielte man einer Matriarchin Sätze von Massai vor, die Elefanten jagen, zeigte sie ihrer Familie an, sie solle zum Schutz eng beisammenbleiben, während Sätze von Mitgliedern der Kuba, die keine Elefanten jagen, keine Reaktion auslösten.[19]

Im Tierreich sind sowohl ein Klimakterium als auch ein Leben nach der Fortpflanzungsfähigkeit eher unüblich. Bei einigen Arten von Insekten und Fischen führen unfruchtbar gewordene Weibchen noch ein kurzes, aber heroisches Leben. Von Lachsen ist allgemein bekannt, dass sie stromaufwärts schwimmen, um zu laichen, und dann sterben. Forschungen haben gezeigt, dass ein einziger weiterer Tag Weibchen helfen kann, ihre Eier vor Räubern zu schützen. Bei Adactylidium-Milben opfern sich die Mütter sogar selbst, weil ihre Jungen in ihrem Körper schlüpfen und sich nach außen fressen. Mein Lieblingstier ist die staatenbildende Blattlaus. Wenn sie sich selbst nicht mehr fortpflanzt, reißt sich diese winzige Kriegerin die Flügel aus und steht Wache vor dem Eingang des Nests, in dem jetzt ihre Töchter Eier legen. Will ein Räuber wie die sich windende Marienkäferlarve, die ich auf YouTube gesehen habe, eindringen, stürzt sich das unfruchtbare Weibchen auf den Angreifer und klebt sich mit Wachs, das sie aus dem Hinterleib ausscheidet, am Maul des Feinds fest.

Zurzeit laufen Studien über die Fruchtbarkeit von Elefanten und Gorillas im fortgeschrittenen Alter. Ihre Fertilität nimmt mit den Jahren zwar ab, aber anders als bei weiblichen Schwertwalen und Menschen werden sie nicht unfruchtbar und führen danach noch ein langes Leben. Die Wechseljahre gehören immer noch zu den großen Rätseln der Biologie. Sie widersprechen der Theorie der natürlichen Auslese, der zufolge jedes Lebewesen vor allem bestrebt sein muss, möglichst viele Nachkommen zu haben. Die Menopause ist ein Mysterium, ein körperliches Merkmal, das es nach Darwins Theorie nicht durch die Auslese hätte schaffen dürfen.

Im Zoo geht man kein Risiko mit der Fruchtbarkeit der Bewohner ein, erzählt mir Galloway. Alle Elefantenkühe außer Ambika bekommen Verhütungsmittel. Mit achtundsechzig könnte sie noch fruchtbar sein. Man weiß von wild lebenden Elefantenkühen, die noch mit sechzig ein Kalb bekommen haben. Sie sind zweiundzwanzig Monate lang trächtig, und die meisten leben nach der Geburt ihres letzten Jungen noch sechs bis zwölf Jahre. Ihr Leben nach der Fruchtbarkeit ist kurz, aber aufgabenreich. Sie führen nicht nur die Herde an, sondern helfen auch ihren Nachkommen. Je älter die Matriarchin, so besagt eine neue Studie, desto länger leben ihre Töchter und desto öfter pflanzen sie sich fort.

Ambikas Familiengeschichte ist schnell erzählt. Sie hat nie ein Kalb bekommen. Als sie fünfzig war, wurden in ihrem Uterus Blutgerinnsel gefunden – ähnlich einer Endometriose bei Frauen. Ihre Pfleger beschlossen, ihre Fortpflanzungsorgane mit Hormonblockern stillzulegen. Auf meine Fragen zu Ambikas Sexualleben bekam ich freimütige Antworten. Vielleicht liegt es am Trauma durch die Gefangenschaft, sagt Galloway, jedenfalls wurde Ambika nie von einem Elefantenbullen gedeckt. Sie hat nie Ansätze von Masturbation gezeigt, wie es andere Kühe tun.

Wie jedes Lebewesen mit über sechzig Jahren blickt Ambika neben ihrer biologischen auch auf eine lange emotionale Geschichte zurück. Man kann zwar nicht wissen, was genau Ambika empfindet, aber Galloway hat ihre Beobachtungen festgehalten. Elefanten knüpfen Beziehungen, die ihnen Gemeinschaft und emotionale Unterstützung sichern. Diese Freundschaften können ein ganzes Leben lang halten. Als das Kalb ihrer derzeitigen Vertrauten Shanthi starb, wich Ambika der trauernden Mutter nicht von der Seite. Nach dem Tod von Toni, einer anderen Elefantenfreundin, blieb sie lange bei dem Kadaver und streichelte mit ihrem Rüssel Tonis Kopf. Besonders herzzerreißend war Ambikas überbordende Trauer nach dem Tod ihrer ersten Vertrauten Shanti (ohne das zweite *h*), die in der benachbarten Box mit einer Kettensäge zerlegt und Stück für Stück abtransportiert wurde. »Ambika war tief verstört«, schreibt Galloway in einem Newsletter für Zoomitarbeiterinnen und -mitarbeiter. »Sie reagierte so aggressiv, dass die Pfleger befürchteten, sie könnte gefährlich werden, und sie verlegten. Sie mussten sie an der toten Shanti vorbeiführen, um sie aus ihrer Nähe zu bekommen. Danach betrat Ambika viele Jahre lang nur dann eine Box, wenn ein anderer Elefant voranging.«

••••

»Viele Leute fragen mich, ob unfruchtbar gewordene Gorillas übellaunig sind«, erzählt mir die Primatenforscherin Sue Margulis. Sie kann mit ihrem Team zwar die Hormonspiegel prüfen, aber sie hat keine Möglichkeit einzuschätzen, ob ältere Gorillaweibchen sich körperlich unwohl fühlen, ob sie unter Wechseljahrsbeschwerden wie Stimmungsschwankungen oder Hitzewallungen leiden. »Zwischendurch haben wir überlegt, dass wir mit einer Laserpistole ihre Temperatur messen und herausfinden könnten, ob sie schwankt.« Aber die Technik für dieses Experiment ist nie weit genug gediehen.[20]

Margulis lehrt am Canisius College in Buffalo, New York, und studiert vormittags Gorillas. Es werde immer noch heftig debattiert, ob nichtmenschliche Primaten ein Klimakterium durchlaufen, erzählt sie mir. Zusammen mit ihrer Kollegin hat sie in den letzten zwanzig Jahren die Hormonspiegel von dreißig älteren weiblichen Gorillas in nordamerikanischen Zoos untersucht.

Mehrmals im Monat sammelten Tierpfleger Fäkalien ein und schickten sie auf Trockeneis an Margulis, die den Hormonspiegel prüfte. Die meisten Weibchen lebten mit einem Silberrücken zusammen, einem geschlechtsreifen Männchen mit dichtem silbergrauem Fell auf dem Rücken, Paarungen waren also möglich. In der Wildnis leben Gorillas in Harems mit einem Silberrücken und mehreren Weibchen. Ihr Menstruationszyklus ähnelt dem von Menschen und dauert etwa dreißig Tage. Die Brunst, also die Zeit, in der Weibchen trächtig werden können, dauert zwei bis drei Tage. Während dieser fruchtbaren Zeit hielten die Pfleger auch fest, ob die Weibchen masturbierten, ihre Genitalien untersuchten oder ihrem Silberrücken »den Blick« zuwarfen, der unzweideutig hieß: »Ich will Sex.«

Margulis fand heraus, dass die »Menopause« bei Gorillas ein wenig ausgeprägter als bei Elefanten stattfand, aber nicht so eindeutig abzugrenzen war wie bei Menschen. Der Hormonspiegel sinkt, und wie menschliche Frauen werden auch Gorillaweibchen mit dem Alter weniger fruchtbar. Margulis zufolge ist es unter anderem deshalb so schwierig, mehr über die Menopause bei Primaten herauszufinden, weil die meisten Weibchen in der Wildnis sterben, bevor ihr Zyklus endet. Ältere Weibchen erwartet kein schönes Leben. Die Stellung innerhalb der Gruppe hängt davon ab, ob man Nachwuchs bekommt; kann ein Weibchen sich nicht mehr fortpflanzen, rutscht es an den letzten Platz der Hierarchie. »Sie interessieren sich nicht mehr für den Silberrücken«, sagt Margulis, »und der Silberrücken interessiert sich nicht mehr für sie.« Wie Menschen leiden auch Gorillas unter Arthritis und Osteoporose, häufig sterben sie allerdings an Unterernährung. Wenn ihre Zähne schlecht werden und sie nicht mehr kauen können, verhungern sie.

Dian Fossey schreibt in ihrem Buch *Gorillas im Nebel* über mehrere ältere Weibchen, die sie in den Wäldern Ruandas beobachtet hat. Als das Leben der schüchternen Idanno seinem Ende zugeht, führt ihr Silberrücken Beethoven seine Gruppe langsamer als sonst weiter, damit sie nicht zurückbleibt. In der Gruppe gibt es jüngere Weibchen, aber in Idannos letzten Tagen baut Beethoven sorgsam aus Blättern und Zweigen sein Nest und lässt die alte Gorilladame neben sich schlafen. Noch beeindruckender ist die Beziehung zwischen dem Silberrücken Rafiki und Coco. Coco ist Rafikis einzige Partnerin. Coco, schreibt Fossey, hat tiefe Falten im Gesicht, weder auf dem Kopf noch am Hinterteil Fell, ein graues Maul und schlaffe, unbehaarte Oberarme. Ihr fehlen viele Zähne. Während Fossey sie beobachtet, bemerkt Rafiki eines Tages, dass Coco zurückgefallen ist. Er lässt seine Gruppe anhalten und wartet. Als Coco ihn erreicht hat, blicken sie sich tief in die Augen, dann schlingen sie einander einen Arm um den Rücken und erklimmen zusammen die Böschung. Auch diese beiden teilen sich ein Schlafnest und »erinnerten an ein in Ehren alterndes Ehepaar«[21].

Während Ambika der älteste in Gefangenschaft lebende Elefant ist und Lolita der zweitälteste Schwertwal, ist Colo mit neunundfünfzig der älteste in Gefangenschaft lebende Gorilla. Audra Meinelt, stellvertretende Kuratorin für Primaten im Columbus Zoo, glaubt nicht, dass Colo noch ihren Zyklus hat. Sie bedenkt weder ihren Silberrücken noch ihre männlichen Tierpfleger mit »dem Blick«. Meinelt und ihre Kollegen haben noch nie gesehen, dass ein Gorilla menstruiert. Die Labien schwellen nicht an wie bei anderen Primaten, und Blut wird von dem dichten, dunklen Fell der Tiere aufgesogen und verborgen.

Als erster Gorilla, der in Gefangenschaft geboren wurde, hatte Colo ein langes und viel beachtetes Leben im Zoo hinter sich, als sie mit fünfundvierzig begann, sich von ihrer Familie zu distanzieren. Wenn ihre Familie morgens ihre abgetrennten Schlafplätze verließ, blieb Colo zurück und gab ihren Pflegern zu verstehen, dass sie allein sein wollte. Ihr neues Gehege liegt neben dem ihrer Familie, und wenn der Silberrücken etwas tut, das ihr nicht gefällt, macht sie es immer noch deutlich, indem sie schreit und hin und her läuft. Meinelt vermutet, Colo sei vielleicht das »theatralische Gehabe« des Silberrückens zu viel geworden.

Heutzutage bewegt Colo sich ein wenig langsamer. Die Stufen zu ihrem Gehege wurden gegen Rampen ausgetauscht, und zu ihrem üblichen Futter bekommt sie Cranberrysaft gegen Harnwegsinfektionen und Vollkornnahrung, um Verstopfung vorzubeugen. An ihrem neunundfünfzigsten Geburtstag bringen die Zoobesucher ihr ein Ständchen. Colo fährt mit einem Finger durch die Glasur ihrer Torte, hält ihn sich unter die Nase und schnuppert. Die Haut unter ihren tief liegenden braunen Augen ist von Falten durchzogen, und die Haare auf ihrem Kopf haben sich grau gefärbt. Ihre Fans warten darauf, dass Colo ihre Geschenke auspackt, aber als sie die bunten Papiergirlanden herunterzieht und sich um den Hals schlingt, ist klar, dass sie sich für niemanden beeilen wird.

....

Auch wenn mich die Menopause auf meine animalische äußere Hülle zurückgeworfen hat, bilde ich mir nicht ein, ich würde zu ihnen gehören. In der Nähe von Tieren bin ich immer von ihrer Körperlichkeit beeindruckt. Aber ich spüre auch, wie unergründlich sie bleiben.

»Nichts, um die Wahrheit zu sagen«, schreibt Georges Bataille, »ist uns verschlossener als das animalische Leben, aus dem wir hervorgegangen sind.«[22] Er glaubte, man könne nur offenherzig über diese Dinge reden mithilfe einer Poesie, die sich dem Unbekannten zuwendet. Auch die Autorin Lydia Millet warnt vor oberflächlichen Erkenntnissen über Artengrenzen hinweg und erklärt, es sei ein großes und kostbares Geschenk, dass wir Tiere nicht ergründen können: »Ich finde es wunderbar, dass andere Tiere wir sind, weil sie Empfindungen haben, und dass sie nicht wir sind, weil die Art dieser Empfindungen für immer ein Rätsel bleiben wird.«

In Colettes Roman *Tagesanbruch* von 1928 ist die Hauptfigur, die ebenfalls Colette heißt, auch der Ansicht, dass Tiere geheimnisvoll bleiben, egal, wie viel Zeit verstreicht. »Ein Abgrund, den Jahrhunderte nicht ausfüllen können, klafft zwischen ihnen und den Menschen.« Doch als sie älter wird und in die Wechseljahre kommt, entwickelt sie mehr Mitgefühl mit Tieren. »Wenn ich ein Zimmer betrete, in dem du mit deinen Tieren allein bist«, sagt ihr früherer Mann, »habe ich das Gefühl, indiskret zu sein. Du wirst dich eines Tages in einen Dschungel zurückziehen.« Sie ist empfänglich für die Gefühle der Tiere: »Die Dramen der Vögel in der Luft, die unterirdischen Kämpfe der Nagetiere, das plötzlich anschwellende Summen eines kriegerischen Bienenschwarmes, der hoffnungslose Blick der Esel und der Pferde – all das sind Botschaften an mich.« Colette verkündet mit vierundfünfzig, dass sie nie wieder einen Mann heiraten will. »Aber ich träume zuweilen noch, dass ich mich mit einem schönen großen Kater vermähle.«[23]

••••

An meinem vierundfünfzigsten Geburtstag stehe ich früh auf und fahre durch die Bronx vorbei an Westchester zu Lucky Orphans, einem Gnadenhof für Pferde in Dover Plains, New York. Der Winter geht allmählich in den Frühling über, die Bäume tragen die ersten Knospen. Ich biege auf die Route 22 ab und sehe Tulpen, die mir aus Gärten zunicken, und winzige weiße Blütenblätter treiben wie Konfetti über die Straße.

Hier will ich ein weiteres Tier besuchen, das seine fortpflanzungsfähige Phase ebenfalls hinter sich hat, aber weniger exotisch ist als Elefanten und Gorillas. Ein Pferd. Eine Vollblutstute genauer gesagt, die offiziell Overdue Number heißt. Auf dem Gnadenhof wird sie Willow genannt. In meinen Augen ist sie das schönste Pferd in ihrer rein weiblichen Herde – sechs Stuten stehen auf einem Feld vor einer kleinen Scheune mit Blechdach. Viele ihre Gefährtinnen haben weit Schlimmeres durchgemacht als Willow. Cadbury wurde aus einem Sommerlager gerettet. Ihre Besitzer hatten ihr das Zaumzeug nie abgenommen, deshalb war es in ihr Maul eingewachsen. Das Fohlen Tulla trägt am ganzen Körper Narben von einem Pumaangriff.

Willow ist nicht das älteste Pferd auf dem Hof, steckt aber in einer ähnlichen biologischen Misere wie ich. Sie ist hier, weil sie nicht mehr zur Zucht taugt. Willow wurde 2002 in Virginia geboren und lief nur in einem Rennen mit, bevor sie 2007 als Zuchtstute verkauft wurde. Zuchtstuten werden jedes Jahr gedeckt und genau wie Premarin-Stuten, aus deren Urin Hormonpräparate hergestellt werden, ständig trächtig gehalten. Zu Willows Nachkommen gehören Penalty Due, Celestial Number, Vision And Prayer, Noon Shadow 3 und Thunder Thief.

Im Februar 2016 erlitt Willow eine Fehlgeburt, und ihre Besitzer entschieden, Willows Körper sei für die Zucht nicht mehr geeignet. Wenn Pferdebesitzer der Ansicht sind, ihre Tiere seien nicht mehr brauchbar, sei es zum Reiten, für Rennen oder die Zucht, geht es zu einer Versteigerung. Aber es ist nur eine schöne Vorstellung, ältere Pferde würden gut versorgt werden, wenn sie niemandem mehr nutzen. Die meisten finden bei Versteigerungen keinen Käufer und werden ans Schlachthaus verkauft.

Der Tod ist das Schlimmste daran, sich als Tier zu fühlen. »In jedem ruhigen, vernünftigen Menschen«, schreibt Philip

Roth, »verbirgt sich ein zweiter Mensch, der eine wahnsinnige Angst vor dem Tod hat.«[24] Als Mensch betrachte ich mich als ein bedeutsames Wesen, das zumindest symbolisch überdauern wird, wenn ich nicht mehr bin, aber Tier zu sein bedeutet, einen Tod zu sterben, der leicht vergessen wird. Überfahrene Tiere am Straßenrand, Fellfetzen in Pfützen aus dunklem Blut, wirken in diesem Sinne besonders tot. Die Menopause hat mein Gespür für das Unausweichliche und den Tod geschärft und das offengelegt, wovor ich so lange die Augen verschlossen habe.

Deanna Mancuso, die Gründerin des Gnadenhofs, erzählt mir, Willow sei depressiv gewesen, als sie hergebracht wurde. Ihre Ohren, die bei gesunden Pferden wachsam aufgerichtet sind, waren umgeknickt. Sie fraß nicht und interessierte sich weder für Menschen noch für andere Pferde. Ein Artikel in der *Reiner*, der Zeitschrift der Reitervereinigung National Reining Horse Association, beschreibt die Kriterien, nach denen Gestüte arbeiten. Eine Stute wird ausgemustert, wenn sich ihre Fohlen nicht leicht dressieren lassen, wenn Geburten bei ihr problematisch verlaufen, wenn der Gewinn aus dem Verkauf ihrer Fohlen nicht ihren Unterhalt deckt, oder wenn, wie bei Willow, ihre Fruchtbarkeit abnimmt und sie zu viel medizinische Pflege benötigt. Der Artikel berichtet spöttisch von »Wohlfahrtsprogrammen«, die entstehen, wenn Besitzer eine emotionale Bindung zu ihren älteren Stuten entwickeln.

Bevor ich Lucky Orphans verlasse, senkt Willow den Kopf und drückt ihre warme Wange gegen meine. Ihre Wimpern streichen über meine Stirn, und ich entdecke eine milchige Trübung, die wie eine winzige Regenwolke in ihrem Auge treibt. Mancuso erzählt mir, dass Willow dort, umgeben von Stuten in ihrem Alter, ihre Fehlgeburt zu verarbeiten scheint und sich an das Leben auf dem Gnadenhof gewöhnt. Für Tulla, das Fohlen, das von einem Puma angegriffen wurde, ist sie zu einer Ersatzmutter geworden. Willow lässt es an ihren Zitzen saugen, wenn auch keine Milch kommt, und äußert ihr Missfallen durch Wiehern und Trampeln, wenn das Fohlen ungezogen ist.

••••

Lolita. Ambika. Colo. Willow. Ihre Tiergeister ruhen in ihren Tierkörpern, und mein Tiergeist ruht in meinem Tierkörper. Ich wollte verstehen, wie ihr Leben nach der fruchtbaren Phase wirklich ist. Größtenteils ist es mir nicht gelungen. Ich habe Buch um Buch über Tiere gelesen, habe ihr Verhalten studiert und mir gewünscht, ich wäre wilder. Gleichzeitig fällt es mir schwer zu akzeptieren, dass ich auch ein biologisches Wesen bin, nicht anders als ein Wal oder ein Pferd. Mein Verlangen, Tiere zu verstehen, ist ebenso tief wie das meiner Vorfahren, der ersten Menschen, die über die Erde krauchten und Mischwesen aus Mensch und Tier an Höhlenwände malten. »Alles deutet darauf hin, dass die ersten Menschen dem Tier näherstanden als wir«, schreibt Georges Bataille. »Vielleicht unterschieden sie es von sich, doch nicht ohne einen mit Schauder und Sehnsucht durchsetzten Zweifel.«[25]

4.

EIN VERSTAND AM ABGRUND

In Paris, wo ich jedes Jahr im Juli Seminare gebe, hält man nicht viel von Klimaanlagen. Einmal pro Stunde wird mir am ganzen Körper heiß, als wäre ich ein Junkie auf Hormonentzug. Außer mit Hitzewallungen habe ich auch mit Schlaflosigkeit und Angstzuständen zu kämpfen. Wenn ich nachts aufwache und nach meinem Glas Wasser auf dem Nachttisch greife, zittern meine Finger. Schon morgens früh ist es über zwanzig Grad warm. Bleibe ich im Jardin du Luxembourg beim Kreis der steinernen Königinnen im Schatten, ist es noch nicht zu heiß, um klare Gedanken zu fassen. Aber wenn die Temperatur fünfundzwanzig und sogar dreißig Grad übersteigt, wird Paris mit seinen cremefarbenen Häusern, den üppigen Blumen überall und den Korbstühlen vor Straßencafés zu einem Glutofen.

Tagsüber sitze ich im drückend heißen Seminarraum, abends hocke ich in der Dachgeschosswohnung in der vierten Etage auf dem Sofa und versuche, die Texte der Studierenden zu kommentieren. Plötzlich durchfährt es mich mulmig, als hätte mich jemand beim Lügen erwischt, und dann kommt die Angst. Wie William Burroughs es in seinem Buch *Junkie* formulierte: »Das Gefühl drang mir bis in die letzten Fasern, und jetzt packte mich die Angst. Ich hatte den Eindruck, als sei am Rand meines Gesichtsfelds eine entsetzliche Erscheinung aufgetaucht, die sich seitlich wegbewegte, sobald ich den Kopf drehte, so daß ich sie nie richtig zu sehen bekam.«[26]

Zurück in Brooklyn lechzt mein Körper trotz der Klimaanlage und des kühlen Gelkissens, das ich mir gegen den Bauch drücke, nach Östrogen. Aber den Stoff, nach dem es sich sehnt, bekommt mein Gehirn nicht, deshalb schickt es aus Trauer und Trotz Hitze durch meine Nervenbahnen. Ich stelle mir eine Pfingstflamme vor, die direkt über meinem Kopf schwebt.

Anders als der Vater und der Sohn der Heiligen Dreifaltigkeit hat der Geist eher etwas Weibliches an sich, er tritt erst auf, als der Körper verletzt und durchlässig ist. Der Theologe Rudolf Bultmann schrieb, der Heilige Geist trete vorwiegend in zwei Formen in Erscheinung: in der animistischen und der dynamistischen. In der animistischen Form kann er auftreten als »ein selbstständiges Subjekt, eine persönliche Kraft, die [...] den Menschen überfallen und von ihm Besitz ergreifen kann, und die ihn zu Kraftäußerungen befähigt oder treibt«. In der dynamistischen Form erscheint der Geist »als eine unpersönliche Macht, die den Menschen gleichsam wie ein Fluidum erfüllt«[27]. Wenn mein Mann für einen Moment der arktischen Kälte der Klimaanlage entkommen will, wie er es nennt, und das Fenster öffnet, um die Sommerhitze hereinzulassen, spüre ich, wie die schwüle Luft hereinweht, durch das Zimmer streicht und über dem Bett hängt.

Ich kann nicht schlafen. Sowohl das Einschlafen als auch das Durchschlafen fallen mir schwer. Wie bei so vielen Aspekten der Menopause wissen die Forscher nicht, warum manche Frauen Schlafprobleme entwickeln. Möglicherweise hängt es mit dem niedrigen Östrogenspiegel zusammen, aber es gibt keine aussagekräftigen Studien. Ich liege im Dunkeln und fühle mich wie Thomas De Quincey beim Opiumentzug, als wären hundert Jahre in einer einzigen Nacht vergangen. Erst liege ich auf der Seite, dann schlage ich die Decke zurück und drehe mich auf den Rücken. Ich ziehe mein Nachthemd hoch und drücke mir das Gelkissen auf die nackte Brust. Vor unserem Schlafzimmerfenster fährt heißer Wind durch die Blätter der Bäume und lässt ihre silbrigen Unterseiten aufscheinen. Der Sommer wirkt einengend, es sind die Monate, in denen laut De Quincey »die überbordende und zügellose Fülle des Lebens den Verstand naturgemäß stärker den adversen Gedanken über den Tod zudrängt«.

Natürlich sind meine Entzugserscheinungen und die eines Junkies nicht dasselbe. Die Substanz, nach der mein Körper verlangt, kommt nicht von außen, sie wird nicht geschnupft oder mit einer Nadel injiziert, meine Organe produzieren sie selbst. Es ist ein natürlicher Vorgang, dass meine Hormone weniger werden, ich kann es nicht beeinflussen. Manche Forscher sagen, die Menopause würde ausgelöst, wenn die Anzahl der entwicklungsfähigen Eizellen in den Eierstöcken zu niedrig wird, andere geben zu, dass sie nicht wissen, warum die Eier aufhören zu reifen und der Hormonspiegel sinkt. Ohne Hormone verändert sich mein Körper wieder, so wie während der Pubertät, als er mit Östrogen überschwemmt wurde und ich meine erste Periode bekam. Obwohl die Menstruation in unserer Kultur immer noch stigmatisiert ist – wir haben beschönigend *unsere Tage* und gelten wegen der Hormonschwankungen als launenhaft –, werden gleichzeitig die fruchtbaren Jahre einer Frau als ihre wichtigsten angesehen. Das Klimakterium hingegen wird herabgewürdigt und sogar als beschämend betrachtet. Niemand schlägt vor, wir sollten die Kindheit, die Jugend oder das Erwachsenenalter aus dem Leben von Frauen ausradieren. Nur die Menopause hält man für etwas, das man heilen und rückgängig machen, das man komplett abschaffen sollte.

Als weiterer Unterschied zwischen meiner Lage und der eines Junkies gilt der Entzug des Junkies, so unangenehm und sogar qualvoll er ist, als nötiger Schritt, als Tal, das er durchschreiten muss auf dem Weg zu einem harmonischeren, ausgeglicheneren Leben. Die Hormonumstellung dagegen wird von vielen Forscherinnen, Ärzten, Autorinnen und Prominenten als unnötig und sogar altmodisch angesehen. Sie würden mir gegen meine Entzugserscheinungen Medikamente geben, mich zurück zu den Hormonen drängen, zum Menstruieren, zu der sanftmütigen Frau mit feuchter Muschi von früher.

In ihrem Buch *The Sexy Years* gibt Suzanne Somers ein Interview mit Rita wieder, einer siebzigjährigen Frau, die bioidentische Hormone nimmt und noch menstruiert. Rita erzählt Somers alles, was sie hören will: »Ich stecke voller Energie, als wäre ich Jahrzehnte jünger.« Sie und ihr Mann »genießen das Leben in vollen Zügen!«. Bevor Rita Hormone nahm, hatte sie das Gefühl, sie stecke nicht mehr in ihrem eigenen Körper, sie war sich selbst fremd geworden. Dann erzählte Somers' Endokrinologe Dr. Schwarzbein Rita von einer Hormontherapie. »Er erklärte mir, die Periode zu bekommen sei die natürlichste Möglichkeit, diese Veränderung gut zu überstehen.«

In der Literatur gibt es eine Fülle von Geschichten über Männer, die Frauen neu erschaffen. *Pygmalion* ist natürlich ein Beispiel, und auch das von ihm inspirierte Musical *My Fair Lady*. In Nathaniel Hawthornes Kurzgeschichte *Das Muttermal* liebt Aylmer die Wissenschaft ebenso sehr wie seine Frau Georgiana. Er drängt darauf, mit einer giftigen Substanz das Muttermal auf der Wange seiner Frau zu entfernen, geformt wie eine winzige Hand und rot wie ein Spritzer Menstruationsblut. Nach der Operation ist Aylmer begeistert. »Meine einzigartige Braut, es ist geschafft! Du bist vollkommen!« Doch seine Frau weiß, was sie durch das gemeinsame Streben nach Perfektion verloren hat. »Du hast das Beste verschmäht, was die Erde zu bieten hat.« Die Geschichte endet damit, dass »der letzte Atemzug der vollkommenen Frau emporsteigt«, denn der Makel des Muttermals »war das Siegel, durch das sich der Geist eines Engels mit einem sterblichen Leib verbunden hatte«.

Aylmer hat viel gemein mit Dr. Robert Wilson, dem Autor von *Die vollkommene Frau*.[28] Mit diesem Buch begann 1966 die Versessenheit amerikanischer Frauen auf Hormonpräparate. In den ersten sieben Monaten nach Erscheinen wurden 100 000 Exemplare des Buchs verkauft. Bei der Untersuchung einer neuen fünfundfünfzigjährigen Patientin, einer schlanken, freundlichen Frau mit weicher Haut, erkennt Wilson, dass eine Hormontherapie Frauen von der Menopause befreien könnte, damit sie nicht »den Tod ihrer Weiblichkeit« erdulden müssen.

In Wilsons Augen ist das Klimakterium eine Krankheit: »Die Menopause ist alles andere als ein schicksalhafter Akt oder ein Gemütszustand – sie ist eine Mangelerkrankung.« Er glaubt, ein Mangel an Östrogen verwüste nicht nur den weiblichen Körper – »Brüste werden schlaff und schrumpfen« --, sondern zerstöre auch die Persönlichkeit: »Es gibt kaum ein traurigeres Schauspiel, als wenn sich innerhalb weniger Jahre eine liebenswerte, lebhafte Frau in eine geistlose, aber scharfzüngige Karikatur ihres früheren Selbst verwandelt.«

Von allen menopausalen Symptomen findet Wilson die trockene, ungeschmeidige Vagina besonders beklagenswert. Dr. Frankenstein klingt durch, wenn Wilson uns erklärt, es gebe »wenige Abläufe im gesamten Körper, die so dramatisch sind wie die Veränderung der Vagina durch Östrogen«. Durch seine umsichtige Behandlung stellt eine alte Frau fest, dass ihre »pathologisch trockene, ungeschmeidige Vagina zu einem vollkommen normalen, geschmeidigen und elastischen Schlauch geworden ist«.

Wilson scheint sich vor postmenopausalen Frauen regelrecht zu fürchten, als wären wir penisverschreckende Monster: »Dass diese weiblichen Kastraten verbreitet sind – und jeden Tag mehr werden, während sich die Welt mit alten Frauen füllt –, bedeutet allerdings nicht, es wäre biologisch natürlich.«

Schon lange vor Wilson hegten Ärzte und Forscher über die Menstruation und die Menopause seltsame Ansichten. Aristoteles glaubte, der weibliche Zyklus würde durch »nova luna repurget« hervorgerufen, den Sog, den der Mond auf alles Flüssige ausübt, sei es Meerwasser oder Blut in der Gebärmutter.[29] Hippokrates vermutete, Frauen würden jeden Monat überschüssiges Blut absondern, weil sie weniger aktiv seien als Männer. Plinius war der Meinung, durch den Geruch von Menstruationsblut würde neuer Wein sauer werden, Saatgut würde nicht mehr keimen, Blüten würden von den Bäumen fallen und Eisen korrodieren.

Frühe Behandlungsmethoden für Wechseljahrsbeschwerden waren von ähnlicher Ahnungslosigkeit geprägt. Iss keine Wurst, vor allem nicht vor dem Zubettgehen. Nimm einen Schwamm und wasche deinen Körper dreimal täglich mit aromatisiertem Essig. Platziere mehrere Blutegel am Anus. Nimm alle fünfzehn Tage einen Tag lang nur Milch zu dir. Saug das Knochenmark frisch getöteter Tiere aus. Lass dir eine Transfusion von Hundeblut geben. Selbst mit einer Behandlung, wird in diesen alten Texten gewarnt, können Frauen während der Menopause sexuell so erregt werden, dass sie sich prostituieren. Möglicherweise wenden sie sich sogar dem eigenen Geschlecht zu, um körperliche Zuwendung zu finden. Manche Frauen schaffen sich erst eine, dann zwei, dann ein Dutzend Katzen an. Edward Tilts Buch *The Change of Life in Health and Disease* behandelt am Ende Fragen, die Tilt gestellt wurden. Eine Frau will wissen, ob sie nach dem Ende ihres Zyklus an anderen Stellen bluten wird. Tilt antwortet, ja, es könne sein, dass sie jeden Monat aus dem Mund oder der Nase bluten wird.

Die Ratschläge in *Woman's Change of Life*, erschienen 1958 als eines der wenigen frühen Bücher über die Menopause, die von einer Frau verfasst wurden, fallen maßvoller aus. Während der Wechseljahre, empfiehlt Dr. Isabel Hutton, sollten Männer ihren Frauen ein eigenes Bankkonto einrichten. Finanzielle Unabhängigkeit wirke beruhigend, genauso wie leichter Sport und wellnessartige Entspannungsübungen. Frauen sollen sich auf ihr Bett legen und zwanzig Minuten so tun, als würden sie schwimmen, anschließend ein wohltuendes Bad mit Kieferduft nehmen und sich danach in einen warmen, schicken Bademantel hüllen.

• • • •

1899 brachte das Pharmaunternehmen Merck mit Ovariin das erste offizielle Hormonersatzpräparat auf den Markt. Ovariin war ein braunes Pulver aus den getrockneten und pulverisierten Eierstöcken von Kühen. Es stand in dem Ruf, Wechseljahrsbeschwerden wie Hitzewallungen und nächtliches Schwitzen zu lindern. Frauen mischten es mit Wasser und tranken täglich eine Dosis. Bevor und während Ovariin immer beliebter wurde, nutzten sowohl Männer als auch Frauen primitivere und extremere Hormonbehandlungen. Ein älterer Arzt testete die Hormone an sich selbst. In den 1920er-Jahren fabrizierte Dr. Charles-Édouard Brown-Séquard, ein zweiundsiebzigjähriger Neurologe und Mitglied der Royal Society of London, eine angeblich verjüngende Tinktur aus Hodenblut, Samen und der Flüssigkeit, die er aus den zerquetschten Hoden von Meerschweinchen gewann. Bei einem Treffen der Société de biologie in Paris berichtete er, er habe sich das Elixier injiziert und brauche seitdem weniger Schlaf, könne länger in seinem Labor stehen, die Treppen schnell hinauflaufen, mehr essen und habe keine Probleme beim Stuhlgang. Besonders aufregend fand er, dass sein Urinstrahl vor seiner Eigenbehandlung flach war und nachher kräftiger und stärker gewölbt.

Dr. Serge Voronoff, ein russischer Chirurg, der in Frankreich arbeitete, führte als erster Arzt Xenotransplantationen durch. Finanziert durch eine amerikanische Mäzenin, die er später heiratete, begann Voronoff 1917, älteren Ziegenböcken die Hoden jüngerer anzunähen. 1920 setzte er in den Hodensack eines Mannes dünne Scheiben von Pavianhoden ein. Außerdem transplantierte er ältlichen Millionären die Hoden junger hingerichteter Krimineller. Er behauptete, dieser Prozess erhöhe den Sexualtrieb, verbessere das Gedächtnis und mache Lesebrillen überflüssig. Schließlich implantierte er Frauen die Eierstöcke von Affen. Diese Prozedur wurde so beliebt, dass sich die Nachfrage kaum decken ließ und Voronoff an der italienischen Riviera eine eigene Affenzucht unter der Leitung eines Zirkusdompteurs einrichtete. Voronoff war in den 1920ern, auf dem Höhepunkt seiner Karriere, so begehrt, dass er in einem Pariser Hotel die gesamte erste Etage für seinen Chauffeur, seine Butler, seine persönlichen Assistenten und seine beiden Geliebten mietete.

Diese Beispiele für hormonelle und chirurgische Behandlungen wirken abwegig, wie Hexengebräue, die reisende Quacksalber aus ihren Holzkarren heraus verkauften, wie Wunderelixiere aus Lammblut und Entenleber. Und dann erfährt man, dass Premarin, das Östrogen ersetzt und von Millionen Frauen eingenommen wird, aus dem Urin trächtiger Stuten herstellt wird.

Premarin wurde 1942 eingeführt und ist bis heute beliebt, mehr als neun Millionen Frauen nehmen das Medikament. Eine frühe Werbeanzeige in einer Ärztezeitschrift zeigt eine elegante grauhaarige Dame, die sich im Theater mit zwei Herren unterhält. Der Slogan dazu lautet: »Helfen Sie, dass sie so bleibt.« Nachdem 1966 Dr. Wilsons *Die vollkommene Frau* erschienen war, schnellte die Zahl der Premarin-Verschreibungen bis 1975 auf achtundzwanzig Millionen. In den 1970er-Jahren kam der Verdacht auf, das Medikament könne das Risiko für Gebärmutterkrebs erhöhen. Wyeth Pharmaceuticals verringerte die Dosierung und fügte Progesteron hinzu, das Krebserkrankungen verhindern sollte.

Schon 1930 stellten Studien eine Verbindung zwischen Östrogengaben und Krebs bei Tieren her, aber die Argumente der Pharmaunternehmen, Hormone seien etwas Natürliches und Frauen bräuchten einen ausgewogenen Hormonspiegel, überzeugten sowohl Ärzte als auch alternde Frauen. Ärzte drängten Frauen ab fünfzig zu einer Hormontherapie (HT). Obwohl es nie durch klinische Untersuchungen bestätigt wurde, ging man davon aus, dass Östrogen vor Brustkrebs, Osteoporose und sogar Herzerkrankungen schütze. Viele Ärzte, Forscher und Ehemänner wollten, dass Frauen Hormontherapien machten. Eine Werbeanzeige aus den späten 1960er-Jahren zeigt das Foto eines gestressten Busfahrers: »Er leidet unter Östrogenmangel.« Auf der zweiten Seite steht unter dem Foto einer grimmigen älteren Frau im Bus: »Sie ist der Grund dafür.« In den 1970ern machte die Sängerin Patti LaBelle im Fernsehen Werbung für HT, und das Supermodel Lauren Hutton pries in Talkshows Hormontherapien an, wofür sie von dem Pharmaunternehmen bezahlt wurde.

Noch 1998 machten die Unternehmen mit Bildern von derangierten Frauen Werbung für HT. In einer Anzeige dient Picassos *Weinende Frau* als das Davor-Bild. Das flachgedrückte Gesicht der Frau ist in grüne und gelbe Farbflächen geteilt, in ihrem großen Mund, der zu einem Pferd passen würde, stecken ungleichmäßige Zähne. Das Danach-Bild ist Renoirs *Die Loge*. Eine junge Frau mit blauen Augen und einem schwarz-weißgestreiften Kleid. Sie trägt eine roséfarbene Rose im Haar und eine Perlenkette um den Hals. Mit ihren locker hochgesteckten Haaren und dem roten Lippenstift, blass geschminkt mit Reispuder, strahlt sie nicht nur Gelassenheit aus, sondern auch sexuelle Verfügbarkeit. »Kein anderes Östrogen wirkt wie Estraderm«, steht darunter – was natürlich andeuten soll, eine HT würde aus den Fugen geratene menopausale Monster in willige, fickbare junge Frauen verwandeln.

2002 wurde eine Studie der amerikanischen Frauengesundheitsinitiative (Women's Health Initiative, WHI) vorzeitig abgebrochen, weil Krankheiten wie Gebärmutterkrebs, Brustkrebs, Schlaganfälle und Herzleiden, die durch Hormone seltener werden sollten, leicht verstärkt auftraten, wenn Frauen Hormonpräparate nahmen. Das Radcliffe Institute for Advanced Studies veranstaltete 2005 eine Konferenz, bei der Historiker, Naturwissenschaftler, Feministinnen und Ärzte zusammen herausfinden sollten, was schiefgelaufen war. Warum hatten Ärzte über fünfzig Jahre lang HT als Wundermittel betrachtet, das Frauen vor altersbedingten Krankheiten schützen konnte? Das beunruhigendste Fazit der Konferenz war, dass sich diese Frage durch eine Vorstellung, so alt wie das Patriarchat, beantworten ließ: Sexualhormone erklären das Verhalten von Frauen und müssen deshalb unter Kontrolle gebracht werden. »Es gibt die weit verbreitete Auffassung, das Wesen und der Wert von Frauen würden von ihrer Fähigkeit abhängen, Kinder zu gebären«, stand im abschließenden Bericht, »und deshalb sei es im Interesse der Gesellschaft, die Fortpflanzungsorgane von Frauen zu kontrollieren.«

Brustkrebs wird nach wie vor mit Hormontherapien in Verbindung gebracht. Eine Studie von 2013 ergab, dass nach den Erkenntnissen der WHI der Anteil der Frauen in Amerika, die Hormone nahmen, von vierzig auf zwanzig Prozent sank und auch die Zahl der Brustkrebsfälle abnahm: »Eine bevölkerungsbasierte Studie wies einen korrespondierenden Rückgang von Brustkrebsfällen nach, besonders bei Östrogenrezeptor-positiven Brustkrebsfällen bei Frauen zwischen 50 und 69 Jahren, was auf die sinkende Zahl der Hormontherapien zurückgeführt wird.«

Der Einsatz von Hormonen ist nach wie vor ein polarisierendes Thema. Heutzutage werden sie nicht nur aus Pferdeurin hergestellt, sondern auch aus Soja und Yamswurzel synthetisiert. Gels, Pflaster und Cremes sind in verschiedenen Dosierungen erhältlich. Frauen, bei denen kein familiäres Risiko für Brustkrebs oder Blutgerinnsel besteht, können kurzzeitig Hormone gegen Hitzewallungen und Schlafstörungen nehmen. Manche fahren mit der HT fort, um zu behandeln, was sie für eine Mangelerkrankung halten. Andere haben das Gefühl, dank der Hormone würden sie nicht altern. Alle persönlichen Berichte über die Menopause, die ich in Büchern fand, endeten damit, dass die HT wie eine Offenbarung gefeiert wurde.

••••

Gayle Sand fängt in ihrem 1993, auf Deutsch 1994 erschienenen Buch *Ist es heiß hier drin, oder bin ich das?* die erschreckenden und quälenden Aspekte der Menopause ein.[30] Aber sie inszeniert diese Quälereien als etwas Witziges und setzt einen bissigen, unbequemen Humor ein, dessen Spitzen auf sie selbst zielen. Allnächtlich reitet Sand auf ihren aufgewühlten Hormonen wie »ein Wildwasserfahrer auf einer Seeschlange«. Wenn sie eine Hitzewallung spürt, stellt sie sich vor, sie sei ein Eiswürfel. »Leider schmilzt der Eiswürfel immer dahin.« Sex fühlt sich an wie »eine Wurzelbehandlung«. Die Menopause hat einen magischen Einfluss auf ihr Liebesleben: »Sie hat es in Luft aufgelöst.« Ihr Mann ist zum Hahnrei geworden und »spielt nur noch die zweite Geige, denn an erster Stelle stehen Hitzewallung und trockene Vagina«. Nachdem Sand alternative Heilmittel, Kräuter, Akupunktur, Meditation und Yoga ausprobiert hat, beginnt sie mit einer umfassenden HT. Und bald ist sie endlich wieder »ich selbst«.

Wechseljahre – na und? von 1992 (dt. 1993), der Nachfolger des Bestsellers *In der Mitte des Lebens* von Gail Sheehy, setzt weniger auf Humor als Sands Buch, folgt erzählerisch aber derselben Richtung – der Desorientiertheit der Menopause folgt die Rettung durch HT. »Werde ich jemals wieder ich sein?«, fragt Sheehy am Anfang ihres Buchs.[31] Zu Beginn meiner Wechseljahre fühlte ich mich auch desorientiert, als hätte ich mich selbst verloren, ein Gefühl, an das ich mich von den ersten Monaten meiner Menstruation erinnere. Obwohl ich mit der Situation zu kämpfen hatte, schlug mir als Jugendliche niemand vor, ich solle Hormone nehmen, um zu bleiben, wie ich war. Sheehy unterstellt, unsere fortpflanzungsfähige Phase sei der einzige Lebensabschnitt, der gelte, die gesunde und kostbare Zeit, an die man sich um jeden Preis klammern müsse.

Christa D'Souzas Buch *The Hot Topic* erschien 2016, lange nach der WHI-Studie von 2002. Stellenweise schreibt sie positiv über die Veränderungen durch die Wechseljahre – sie erwähnt zum Beispiel, dass Hitzewallungen möglicherweise die Lebenserwartung verlängern, indem sie das Gehirn flexibel halten, und dass die Menopause eine Phase ist, in der man sich neben dem körperlichen auch den geistigen Wandel bewusst machen sollte –, aber als Zeitschriftenredakteurin und Fashionista fürchtet sich D'Souza spürbar davor, ihre Weiblichkeit einzubüßen. In ihrem Vorwort erklärt sie, wenn wir, ihre Leserinnen, keine Hormone nehmen und in der Menopause »unseren Mann stehen« wollten, hoffe sie, dass wir es überstehen. Nachdem sie sich alternative Therapiemethoden angesehen und mit Ärzten gesprochen hat, die Hormone empfehlen, und obwohl sie Brustkrebs hatte, beschließt sie, die HT weiterzuführen. Wie Dr. Erika Schwartz, eine Internistin aus New York City, ihr sagt, ist sie nach ihrer fruchtbaren Phase nichts mehr wert. »Wenn Ihnen die Hormone flöten gehen«, sagt Schwartz, »sind Sie nur noch Ausschussware.«

Eine besonders traurige Gestalt unter den Verfechterinnen der HT ist Suzanne Somers. Sie spielte in der Sitcom *Herzbube mit zwei Damen* in den 1970ern und 1980ern die Chrissy und verkaufte später alles von Vitaminen über den ThighMaster bis zum FaceMaster. Frauen wie Somers, die ihr Leben lang als Sexsymbol galten und sich nach männlichen Vorgaben richten, neigen dazu, im Hinblick auf die Menopause die negative Sichtweise der Männer zu übernehmen. Männer, berichtet Somers auf den ersten Seiten von *The Sexy Years*, finden die Menopause »eklig«. Die sieben Plagen der Wechseljahre, wie sie es nennt – »Juckreiz, Zickigkeit, Erschöpfung, Schweißausbrüche, aufgedunsen, vergesslich und trocken wie die Sahara« zu sein –, nähmen Frauen alles Liebenswerte und ließen sie sogar abstoßend erscheinen. Ähnlich wie Dr. Wilson in *Die vollkommene Frau* stellt Somers die Menopause in ihrem Buch als rein negative Veränderung dar, die durch Hormone geheilt werden kann. »Frauen, die Angst vor Hormonen haben oder nicht genug über sie wissen und sie deshalb nicht nehmen, müssen leider die unangenehmen Konsequenzen ertragen«, schreibt Somers. »Wollen Sie wirklich brüchige Knochen, Scheidentrockenheit, Hängebrüste und schlaffe Haut haben?«

Somers drängt ihre Leserinnen, Hormone der gesundheitlichen Vorteile wegen zu nehmen, aber auch, um fügsamer zu bleiben. »Wenn der Östrogenspiegel während der Menopause sinkt«, schreibt sie, »produziert der Körper einer Frau mehr Testosteron, was sie aggressiv werden lässt, aber ohne die sanfte, verständige, geduldige Seite, die ihre Aggressivität ausgleichen könnte.« Diese Behauptung ist wissenschaftlich nicht belegt und zudem tückisch. Somers zufolge sollen Frauen Hormone nehmen, damit sie weiblich und verspielt bleiben, immer bereit zu »scharfem Sex«. Dr. Uzzi Reiss, einer der Gynäkologen, die Somers für das Buch interviewt, erklärt ihr, es gebe drei Frauentypen: dünn, sportlich und üppig. Der üppige Typ, sagt er, sei klein, trage Körbchengröße D und habe schwache Muskeln. Diese Frauen würden über sehr viel Östrogen verfügen. »Ich will nicht verallgemeinern, aber Frauen dieses Typs (üppig) sind glücklicher und weniger komplex, und sie scheinen ein eher unkompliziertes Verhältnis zu Sexualität zu haben.«

Wenn wir keine Hormone nehmen, warnt Somers uns, werden unsere Männer uns verlassen – ähnlich wie Dr. Wilson, der Verständnis dafür hat, wenn Männer ihre »hormonlosen maskulinen« Frauen verlassen. In *The Sexy Years* wiederholt Somers ein halbes Dutzend Mal, Frauen während der Wechseljahre seien »zickig« und man könne »unmöglich« mit ihnen zusammenleben: »Wir können nicht schlafen, uns ist erst heiß und dann kalt, wir sind ständig müde, wir bekommen peinliche Schweißausbrüche, wir sind zickig und haben keine Lust auf Sex. Jeder Mann wird irgendwann sagen: ›Das muss ich mir nicht antun‹, und dann zieht er los und sucht sich eine neue, bessere Version von Ihnen.« Die Rettung aus diesem Dilemma besteht laut Somers in bioidentischen Hormonen. Frauen müssten sie nehmen, um jung und liebenswert zu bleiben. Sie schreibt: »Ich habe mein Gleichgewicht gefunden und damit einen Jungbrunnen entdeckt.« Somers rät, bei den ersten Anzeichen der Wechseljahre Hormone in Dosen zu nehmen, welche die eigene Körperchemie mit dreißig nachahmen, und für den Rest des Lebens jeden Monat zu menstruieren.

Diese Bücher beschäftigten mich noch lange, nachdem ich sie gelesen hatte. Zuerst dachte ich, es läge daran, dass alle Autorinnen am Ende Hormone genommen hatten, was ich als potenziell gefährlich einschätze, wenn man keine Hysterektomie hatte. Vielleicht war ich ja neidisch. Hätte meine Mutter nicht Brustkrebs bekommen, und könnte ich mich nicht immer noch an den Geruch ihrer Mastektomiewunde erinnern, an die schwarzen Fäden an ihrer Brust, hätte ich vielleicht auch eine HT ausprobiert. Die Hinweise auf einen Zusammenhang zwischen Östrogen und Krebs wirken überzeugend, aber prozentual gesehen ist das Risiko relativ gering. Es steht mir nicht zu, über Frauen zu urteilen, die dieses Risiko eingehen wollen.

Irgendwann begriff ich, dass es weniger an den Hormonen lag als am Tonfall. Diese Bücher waren das literarische Pendant zu einem unterwürfigen Hund, der seinem überlegenen Herrchen die Kehle zeigt. Der kulturell geförderten Version einer feuchten, gefügigen Weiblichkeit vollkommen hörig, ist keine der Autorinnen bereit, das auf Jugendlichkeit fixierte Verständnis von Körperlichkeit und Kreativität zu hinterfragen oder Verantwortung für die eigene Entwicklung während aller Wandlungsphasen des Lebens zu übernehmen. Sie geben vor, über Tabuthemen zu sprechen und revolutionäre Erkenntnisse zu verkünden, doch in Wahrheit verbreiten sie Propaganda über die angebliche Einzigartigkeit und herausragende Bedeutung der fruchtbaren Jahre und für Hormontherapien. Sie sind wie das Mädchen in der Mittelstufe, dem auffällt, dass du nicht recht dazu passt, aber statt dich in deiner Andersartigkeit zu unterstützen, bringt es dir bei, dich zu schminken, dir Locken in die Haare zu machen und Diät zu halten, damit auch du die engen Vorgaben der Weiblichkeit erfüllen und dich der farblosen Masse der Beliebten anschließen kannst.

••••

Mit Viagra wird Männern eine ähnliche, wenn auch weniger invasive Wunderwaffe gegen das Altern verkauft. Sie bestärkt Männer darin, ihre Verwundbarkeit zu leugnen, sich dem Alter zu widersetzen und bis zum Lebensende auf Sex mit Penetration zu bestehen. Auch ältere Männer haben mit körperlichen Problemen und Unsicherheiten zu kämpfen. Die Werbung für Viagra spielt mit ihren Ängsten, keine Erektion mehr zu bekommen und die Frauen in ihrem Leben nicht mehr befriedigen zu können. Anders, als es die Werbung suggerieren will, lehnen viele der Frauen, mit denen ich gesprochen habe, die kleine blaue Pille ab. Eine Freundin erzählte mir, dass bei ihr und ihrem Mann in den 1990ern, als beide über sechzig waren, Sex jahrelang ohne Penetration stattfand. Ihr Liebesleben sei viel besser geworden, »zärtlich und experimentierfreudig«. Als Viagra aufkam, war es mit dem Vorspiel vorbei. Wenn er sagte, er habe eine Tablette genommen, fühlte sie sich gezwungen, mit ihm zu schlafen. »Für meinen Mann war der Gedanke, dass er eine Erektion hat, wichtiger als unser Sexualleben«, sagte sie. Es ist verständlich, dass Männer auf die Penetration fixiert sind. Ohne Geschlechtsverkehr gäbe es keine Menschen. Doch wenn es nicht darum geht, Nachwuchs zu zeugen, wäre es angebracht, wenn ältere Männer ihr Verständnis davon, was Sex ausmacht, weiter fassen würden. Nach einiger Zeit begriff der Mann meiner Freundin, dass ein harter Penis nicht immer zu gutem Sex führte. Andere Männer kommen vielleicht auch zu diesem Schluss. »Der Mythos von Viagra findet möglicherweise gerade im Schlafzimmer sein Ende«, schreibt Meika Loe in ihrem Buch *The Rise of Viagra.* »Zwar ließen sich Millionen Männer das Mittel verschreiben [...], aber zum großen Schrecken von [Pharmaunternehmen] Pfizer verlangte nur die Hälfte nach einem zweiten Rezept.«

••••

Als ich meine Periode nicht mehr bekam, wurde mir erst bewusst, wie erstaunlich und gleichzeitig rigoros der weibliche Zyklus ist. Als Teenager hatte ich mir meine Eierstöcke als einen Korb voller Eier vorgestellt. Tatsächlich haben die Eierstöcke weniger mit Körben und mehr mit Hightechlaboren gemein. Die Eier sind in verschiedenen Entwicklungsstadien. Mit Flüssigkeit gefüllte Bläschen namens Follikel enthalten jeweils eine Eizelle und baden in Hormonen. Die Eizellen sind die größten Zellen im weiblichen Körper, etwa so groß wie ein Sandkorn und damit sechsundzwanzigmal größer als ein Blutkörperchen. Wenn die Eizellen das Signal erhalten zu reifen, dauert es etwa 150 Tage, bis sie freigesetzt werden. Eizellen haben einen anderen embryologischen Ursprung als jedes andere Körpergewebe. Außerdem sind sie theoretisch unsterblich und äußerst empfindlich und besitzen eine Art zellinterner Intelligenz. Forscher glauben, die enorme Anzahl an Eizellen, die sich zu Beginn der Entwicklung in den Eierstöcken weiblicher Föten bilden – fast sieben Millionen –, sei ein Überbleibsel aus der Zeit, als wir noch Fische waren und unsere Eier auf dem Meeresboden verteilten.

Das Ei, das gerade heranreift, löst eine Reihe hormoneller Veränderungen während des Zyklus aus. An jedem Tag des Monats setzt sich der Hormonhaushalt von Frauen ein wenig anders zusammen, was bedeutet, dass die weibliche Hirnchemie sich jeden Tag verändert. In den letzten Tagen vor der Menstruation, wenn die Menge an Progesteron abnimmt, sind manche Teile des Gehirns chemisch gesehen zu fünfundzwanzig Prozent anders als am Tag zuvor.[32] Neuen Erkenntnissen der Hirnforschung zufolge wird das weibliche Gehirn so stark durch die Hormone beeinflusst, dass ihre Zu- oder Abnahme die Wirklichkeit von Frauen verändert. Für Frauen in der fruchtbaren Phase ähneln die Tage vor ihrer Periode, in denen der Hormonspiegel sinkt, am ehesten dem Zustand während der Menopause. Worüber unsere Gesellschaft als PMS spottet – und Witze macht, etwa: Was ist der Unterschied zwischen einem wütenden Pitbull und einer Frau mit PMS? Lippenstift und Nagellack, oder: Es heißt nur *PMS*, weil *Rinderwahnsinn* schon vergeben war –, ist in meiner Erinnerung eine Zeitspanne der zarten Sehnsucht, eine Seelenschwäche, eine Ahnung plötzlicher Erleuchtung.

»Als ich noch meine Periode hatte«, erzählte mir eine Frau, »kam es mir vor, als würde in meinem Körper eine Fremde stecken.« Viele berichten von einem empfundenen Kontrollverlust. »Ich bewege meinen Körper«, schreibt Samantha Irby in ihrem Essay »Hysterical!«, »aber ich habe nicht wirklich die Zügel in der Hand.«[33] Eine andere Frau empfand den Zyklus als einen »fortwährenden Verrat« ihres Körpers. Während ihrer Periode fühlte sich eine weitere Frau wie »ein großes, schweres Säugetier«. Sie hatte schlimme Schmerzen. »Als würde gleich ein Alien aus mir herausplatzen«, sagte sie. In der Erinnerung einer anderen Frau glichen ihre Blutungen sechstätigen Lavaeruptionen: »Ich stand morgens aus dem Bett auf, und überall war Blut. Es sah aus wie ein Schlachtfeld.« Wenn sie keinen Zyklus mehr haben, können viele Frauen kaum fassen, was sie ertragen mussten. »Es ist fast, als hätte ich mich durch die Hormone schmutzig gefühlt. Sie waren wie Krebs – sie haben jeden Monat meinen ganzen Körper übernommen«, beschrieb es eine. Ältere Frauen blicken ungläubig zurück: »War das wirklich ich? Habe ich das alles wirklich durchgemacht?« Und: »Im Nachhinein wirkt es unvorstellbar. Musste ich mich wirklich vierzig Jahre lang jeden Monat mit Blutungen herumschlagen?«

Ist der Ansturm der Hormone überwunden, kann auch sein erstes Einsetzen im Nachhinein surreal und unnatürlich wirken. Eine Frau erinnerte sich daran, wie erschreckend es für sie gewesen war, als die Hormone sie vom Mädchen zur Frau formten. »Brüste, breitere Hüften, Akne, schon mit elf wurde mir mein Körper fremd – erste schmerzhafte Wölbungen auf meiner flachen Brust, schwarze Haare, die unter meinen Achseln sprossen.« Eine andere Frau wusste noch, wie es war, als sie ihre Kindheit hinter sich ließ: »Wenn ich in meinem Zimmer in den Spiegel sah, fragte ich mich: Wer ist diese Person?«

Auch meine Tochter empfand das Menstruieren als eigentlich unvorstellbar und fremdartig. Als sie neun war, erklärte ich ihr Hormone, Eizellen, den Uterus, Blut. Im Sexualkundeunterricht lernte sie, wie der Zyklus funktioniert, faszinierender und verstörender fand sie allerdings die Bilder von Genitalien, die von verschiedenen Geschlechtskrankheiten befallen waren. Jedes Jahr führten wir ein kleines Auffrischungsgespräch. Sie würde bluten, aber sie wäre nicht verletzt. Es war ein natürlicher Vorgang. Sie war dreizehn, als ich sie von der U-Bahn abholte und sie erzählte, es sei passiert. Während sie im Englischunterricht ein Referat über Ödipus hielt, habe sie etwas Warmes zwischen den Beinen gespürt. Ich gab ihr unser Heizkissen und eine Schmerztablette und erinnerte sie daran, dass im Bad unter dem Spülstein Tampons und Binden lagen.

Einen Monat später saß ich in meinem Büro, als sie mit ängstlicher Miene hereinplatzte. »Es ist wieder passiert!« Da wurde mir klar, wie abstrakt all meine Erklärungen gewesen waren, wie wenig nachvollziehbar. Ich erklärte ihr, dass sie jetzt jeden Monat menstruieren würde. »Ich dachte, man bekommt seine Periode ein einziges Mal«, sagte sie, »und dann ist es vorbei.« Sie wirkte benommen, als ich es noch einmal erklärte. Die Eizelle, die Gebärmutter, die Hormone, die Abstoßung, das Blut. »Du meinst, ich blute von jetzt an jeden Monat?« Ich nickte. Ihre Reaktion erinnerte mich daran, wie unbegreiflich die Veränderungen im Leben von Frauen – das Einsetzen der Menstruation, Geburten, die Menopause – eigentlich sind. Unsere Körper winden und verwandeln sich. Was meine Tochter dann sagte, zeigte, wie entsetzt sie war, aber auch, dass der christliche Glaube in meiner Familie wenigstens ein bisschen auf sie abgefärbt hatte: »Gottverdammt, Jesus!«

••••

Der einzige Nebeneffekt eines Hormonmangels, der mir tatsächlich Sorge bereitet, ist eine nachlassende Hirnfunktion. Dr. Julie Dumas, Neurobiologin an der University of Vermont, hat im Rahmen einer Studie das Gedächtnis von Frauen in den Wechseljahren, die über kognitive Probleme klagten, mit dem Gedächtnis von Frauen ohne Beschwerden verglichen.[34] Sie fand heraus, dass die Frauen, die über Probleme klagten, nicht nur gleich gut, sondern sogar ein wenig besser abschnitten als die Vergleichsgruppe. »Offen gesagt«, erklärte Dumas mir, »sind die Studien alles andere als eindeutig, weil kognitive Prozesse nicht nur biologisch bedingt sind, es kommt auch auf Erfahrung und Gefühle an, auf wesentliche Dinge, die durch die Menopause nicht verändert werden.«

In einigen Studien wurde allerdings tatsächlich festgestellt, dass ältere Frauen beim Test kognitiver Fähigkeiten langsamer waren. Bei näherer Betrachtung sprechen viele dieser Studien allerdings auch für eine gleichbleibende Leistung während der Wechseljahre. Dr. Benicio Frey von der Women's Health Concerns Clinic in Ontario, Kanada, wollte herausfinden, ob Frauen während der Menopause eine geringere mentale Reaktionsgeschwindigkeit aufweisen als in der fruchtbaren Phase. 2008 testete er beide Gruppen. Er benutzte Fotos von Gesichtern, die entweder fröhlich oder ängstlich wirkten und bei denen die Wörter »Freude« oder »Angst« in roter Schrift über den Augen standen. Bei einigen Fotos war die Zuordnung falsch, und die Frauen sollten einen Kopf drücken, wenn das Wort nicht zum Gesichtsausdruck passte. Dr. Frey fand heraus, dass beide Gruppen beim ersten Versuch gleich abschnitten, bei weiteren Tests die jüngere Gruppe aber etwas bessere Ergebnisse erzielte. Interessant finde ich dabei nicht den Unterschied, sondern dass die MRT-Aufnahmen der älteren Frauen eine geringere Aktivität der Amygdala zeigten, einer Hirnregion, die Gefühle verarbeitet. Das könnte bedeuten, dass ältere Frauen entweder beim Anblick der ängstlichen Gesichter weniger Angst empfanden oder dass sie nicht später reagierten, weil sie langsam waren, sondern weil sie Zen-artig und bedacht reagierten. »Wir haben die Hypothese aufgestellt«, erzählte Dr. Frey mir, »dass sich durch die Veränderung in der Lebensmitte die Informationsverarbeitung Richtung Top-down verschiebt, was zu einer stärkeren kognitiven Kontrolle und einer geringeren emotionalen Reaktivität führt.« Anders gesagt reagieren Frauen in den Wechseljahren entgegen den kulturellen Klischees mit weniger starken emotionalen Ausschlägen als jüngere Frauen, und sie überlegen, bevor sie antworten.

....

Die Schwestern der ewigen Anbetung sind elf Karmelitinnen in den Wechseljahren, die im Stadtteil Haight-Ashbury von San Francisco leben. Der Orden wurde in Guadalajara, Mexiko, gegründet und siedelte aufgrund religiöser Verfolgung 1928 nach Kalifornien um. Die Nonnen tragen weiße Tuniken, rote Skapuliere und schwarze Schleier. Ihre wichtigste Beschäftigung ist das Gebet, sie beten den ganzen Tag über sowohl getrennt als auch zusammen. Zweimal im Monat beten sie vierundzwanzig Stunden lang durchgehend. Ihr ganzes Leben ist vom Gebet durchdrungen, und sogar ihre Hitzewallungen betrachten die Nonnen als spirituelle Erfahrung. »Ich sehe es als etwas, das mich Gott näherbringt«, erzählte Schwester Betty einer Forscherin, »es bringt mich der Ewigkeit näher.« Die Neurowissenschaftlerin Dr. Sohila Zadran von Igantia Therapeutics untersucht mithilfe der Schwestern, ob Hitzewallungen möglicherweise das Gehirn schützen und einer der Gründe sind, warum Frauen im Schnitt länger leben als Männer. Zadran hält Hitzewallungen für ein Beispiel einer aktiven Anpassung im Darwin'schen Sinne. Sie erklärte mir den »Halo-Effekt«, der sich darin zeigt, dass die Nonnen sich anscheinend von Hitzewallungen der anderen anstecken lassen. Nachdem Zadran in der Kapelle des Klosters eine Infrarotkamera aufgebaut hatte, konnte sie den Halo-Effekt selbst beobachten. Eine Nonne begann zu glühen, während die Kamera abbildete, dass wärmeres Blut durch ihre Arme und Beine strömte, dann flammte die rote Aura nach und nach um die Körper aller Nonnen auf. »Es sah aus wie von einer anderen Welt«, sagte Dr. Zadran zu mir, »vorne die leuchtenden Nonnen und hinter ihnen die leuchtend hellen Buntglasfenster.«

Wieder taucht hier der Heilige Geist auf, wenn auch dieses Mal im Zusammenhang mit Wissenschaft. Während meiner Hitzewallungen denke ich oft an Maria beim ersten Pfingstfest. Was in der Apostelgeschichte als »Söller« bezeichnet wird, war vielleicht ein abgesperrter, warmer, einengender Raum. Wenn Jesus mit dreiunddreißig Jahren starb, müsste sich Maria in der Perimenopause oder der Menopause selbst befunden haben. Vielleicht stieg die Hitze zuerst in ihr auf und sprang dann von Jünger zu Jünger über, wie bei den Nonnen. »Ein erschaffenes Wesen zu sein bedeutet nicht notwendigerweise, zu leiden«, schreibt Simone Weil, »doch es ist nötig, dem Leiden ausgesetzt zu sein.«

Uns wird vieles versprochen, wenn wir eine HT machen: Ausgeglichenheit, guter Schlaf, glatte Haut, eine feuchte, geschmeidige Muschi. Aber was gewinnen wir, wenn wir keine Hormone nehmen, wenn wir den Entzug durchmachen wie ein Junkie und uns dieser desorientierenden, unerbittlichen Anpassung aussetzen? Evolutionäre Anpassungen vollziehen sich so langsam, dass man sie nicht beobachten kann. Sie verändern bestehende Strukturen nur nach und nach. Über Jahrtausende hinweg entwickeln die Männchen einer Vogelart ein kräftigeres Blau in ihren Federn, um Weibchen anzulocken, und die Hufe von Delphinen werden langsam immer breiter und zu fleischigen Flossen. Mein Entzug ist ein Vorgang der Anpassung und gleichzeitig eine Grenzerfahrung. De Quincey berichtete, die Tortur seines Opiumentzugs ähnelte eher einer Geburt als dem Sterben: »In der gesamten Phase, in der ich meinen Opiumkonsum verringerte, durchlitt ich die Qualen eines Mannes, der von einer Daseinsform in eine andere übertritt.«

••••

In »Choosing Paradise«, einer Geschichte der britischen Autorin Sara Maitland, sitzt eine gealterte Eva auf der steinernen Mauer, die den Garten Eden umgibt. Sie hat den Garten wiedergefunden, aber sie ist hin- und hergerissen, ob sie ihn betreten soll. Ihre glücklichen jungen Jahre hier hat sie nicht vergessen, aber sie will auch nicht das Leben aufgeben, das sie sich aufgebaut hat. Eva entscheidet sich schließlich gegen eine Rückkehr in die Vollkommenheit. Adam sagt sie nicht, dass sie den Garten wiedergefunden hat – auch nicht, dass sie nicht mehr menstruiert: »Der Fluch ist von mir genommen, er herrscht nicht mehr über mich.« Statt sich zurückzuholen, was sie verloren hat, und in ewigem Stillstand zu verweilen, beschließt Eva, ihre Entwicklung zu durchleben. Indem Eva ihren alternden Körper und ihr unvollkommenes Dasein annimmt, trifft sie die gleiche Entscheidung wie viele Frauen, die eine HT verweigern. »Im Rückblick wird mir erst klar, wie sehr mich die Hormone im Griff hatten«, sagte mir eine Frau. »Es ist eine Erleichterung, nicht mehr von ihnen getrieben zu sein.« Evas Entscheidung verweist auf ihren neugierigen Biss in den Apfel. »Den eigenen Weg weiterzugehen«, erinnert sie uns, »ist interessanter, als glücklich zu sein.«

5.

DEMIGIRL IN DER KEMMER

Ohne Hormone bekommt meine Weiblichkeit Risse. Zweimal bin ich mit »Sir« angesprochen worden. Einmal von einem Parkwächter, das zweite Mal von einem jungen Mann, der meine Einkäufe verpackte. Ich habe sie nicht korrigiert. Ich wollte es erst einmal sacken lassen, dass sie mich falsch eingeordnet hatten. Ich besitze nicht mehr die eindeutig weiblichen Merkmale wie früher. Meine Haare sind nicht lang und glänzend, meine Haut ist nicht mehr glatt. Und ich mache weniger, um meine Weiblichkeit künstlich zu verstärken. Ich kleide mich stärker androgyn und schminke mich selten. Es reizt mich nicht mehr, meine Geschlechtszugehörigkeit darzustellen und zu unterstreichen. Wenn ich mich für eine Hochzeit oder eine Bat-Mizwa in Schale werfen, fühle ich mich wie eine Dragqueen, als würde ich ein Geschlecht vorgeben, das nicht zu meiner Körperlichkeit passt, aber anders als eine Dragqueen habe ich nicht das Gefühl, dass dieses Geschlecht natürlich oder richtig ist.

Was ist diese Weiblichkeit, die ich durch einen Östrogenmangel ablegen kann, als würde ich eine enge Hose ausziehen? Für Freud war Weiblichkeit etwas Geheimnisvolles: Man müsse »den Schluß ziehen, das, was die Männlichkeit oder die Weiblichkeit ausmache, sei ein unbekannter Charakter, den die Anatomie nicht erfassen kann«. Weiblichkeit betrachtete Freud als Rätsel der Natur. Seiner Ansicht nach sind vorpubertäre Mädchen bisexuell, »als ob das Individuum nicht Mann oder Weib wäre, sondern jedesmal beides«. Weiblichkeit ist laut Freud immer brüchig, auch nach der Jugendzeit steht sie immer auf dem Spiel: »In manchen Lebensläufen kommt es zu einem wiederholten Alternieren von Zeiten, in denen die Männlichkeit oder die Weiblichkeit die Oberhand gewonnen hat.« Zudem erklärte er, Männer fänden Frauen verwirrend, weil wir von Natur aus androgyn seien: »Ein Stück dessen, was wir Männer das ›Rätsel des Weibes‹ heißen, leitet sich vielleicht von diesem Ausdruck der Bisexualität im weiblichen Leben ab.«

Gegen Ende seiner Vorlesung spricht Freud von den Problemen, vor denen er bei der Behandlung von Frauen steht: es sei, »als hätte die schwierige Entwicklung zur Weiblichkeit die Möglichkeiten der Person erschöpft«[35]. Ich würde dagegenhalten, dass Frauen nicht durch eine frühe Individuation erschöpft sind, sondern durch den permanenten Stress, ihre Weiblichkeit zu pflegen und zu präsentieren.

Virginie Despentes verkündet in ihrem Manifest *King Kong Theorie* von 2006 (dt. 2007) offen, dass sie nicht feminin sein will. Es ist ihr egal, dass sie keine »supertolle Frau« ist. Aber, erklärt sie, »es macht mich rasend, wenn man mir ständig zu verstehen gibt, dass ich als Frau, die die Männer kaum interessiert, gar nicht da sein sollte«. Statt sich abzumühen, ihre Weiblichkeit wiederherzustellen, lässt Despentes sie erleichtert hinter sich: »Keine Gesellschaft hat je so viele Beweise für die Unterwerfung unter ein ästhetisches Diktat, so viele körperliche Veränderungen zur Verweiblichung des Körpers verlangt.« Sie betont, es sei nicht so, dass manche Frauen auf dem Gebiet der Weiblichkeit versagen, sondern dass die Weiblichkeit an sich kein verlässliches Ziel ist.[36]

Ich bin in Virginia aufgewachsen, in einem kulturellen Umfeld, das zur Weiblichkeit erzog und kompromisslos die binäre Unterteilung in weiblich/männlich durchsetzte. Ich stand morgens um sechs Uhr auf, um mir die Haare zu waschen, zu föhnen, mit dem Lockenstab aufzudrehen und mit Haarspray einzunebeln, und zwar jeden Tag. Ließ ich das Prozedere einmal aus, konnte ich damit rechnen, dass man mich als Irre mit fettigen Haaren bezeichnete. Die anderen tuschelten oft über mich und lachten mich aus, weil ich meine Weiblichkeit nicht gut genug darstellte. Ich gehörte immer gerade noch zu den beliebten Mädchen, mit Mühe und Not, und mein Äußeres wurde ständig beäugt. Mädchen, die angeblich meine Freundinnen waren, kritisierten meine Frisur, meine Art zu gehen, das nicht richtig verriebene Make-up am Kinn, die schwarzen Stoppeln unter meinen Achseln. Und wenn ich ehrlich bin, demütigte ich selbst Mädchen, die auf der Beliebtheitsskala unter mir standen. Weiblichkeit war ein starres Konzept, und jeder Versuch, dem Käfig zu entkommen, führte zu Spott und Häme.

Ein Mädchen in meiner Highschool verkörperte durch und durch das weibliche Idealbild. Amy war so dünn, dass Jungen sie oft hochhoben und auf einem Arm herumtrugen wie eine Puppe. Heute lässt ihr Dünnsein eine Magersucht vermuten, aber damals erschien es wie ein Wunder. Mit ihren durchscheinenden rosa Shirts und weißen Latzhosen sah sie aus wie eine Elfe, und ihre stufig geschnittenen Haare umspielten perfekt ihren kleinen Kopf. Amy hat sicher auch gesprochen, aber ich kann mich nicht erinnern, ihre Stimme gehört zu haben. Es war, als wäre sie zu weiblich, um zu kommunizieren. Das Reden hätte ihre vollkommene Leichtigkeit beschwert. Bei Partys kam es schon mal vor, dass sich Jungen um Amy stritten. Amy war so zart, dass es die Jungen um den Verstand brachte. Sogar ihre emotionalen Ausbrüche stießen auf Anerkennung. »Wenn man irgendwas zu ihr sagt«, erzählte mir ein Junge voller Bewunderung, »dann weint sie.«

Als ich ein kleines Mädchen von acht Jahren war, nahm ich manchmal ein Zeitschriftenfoto von den winzigen, entstellten Füßen einer Chinesin aus dem Buch, in dem ich es aufbewahrte, und legte es auf mein Bett. Das Foto zeigte Zehen, die unter die Füße gequetscht waren, die Mittelfüße waren gebrochen, um Ferse und Ballen zueinanderzubiegen. Die Füßen sahen wie verstümmelte Katzenpfoten aus, wie fleischige Klauen einer kleinen Fabelgestalt. Ich huldigte den winzigen Lotusfüßen, nicht auf sexuelle Art, wie die chinesischen Männer es getan hatten, aber mit einem perversen Nervenkitzel, wenn ich an die Qualen und das Humpeln dachte.

••••

Die Entweiblichung steht nicht auf der Liste der Wechseljahrssymptome. Wäre der Verlust geschlechtlicher Attribute aufgeführt, dann als negativer Aspekt, nicht als die in Wahrheit seltene Gelegenheit, das kompromisslose binäre System endlich zu verlassen. Von den Frauen, die ich interviewt habe, fühlten sich einige in und nach der Menopause zwar weiblicher als zuvor, doch für die meisten verschob sich ihre geschlechtliche Wahrnehmung. Einige, darunter meine Freundin von der Highschool, empfanden das als Niederlage: »Seit ich meine weiblichen Attribute verloren habe, fühle ich mich wie eine ausgelaugte Version meines alten Ichs.«

Transfrauen, die eine Hormontherapie abbrechen oder die Dosis senken, können Symptome ähnlich der Menopause entwickeln. Die Science-Fiction-Autorin Rachel Pollack hat beim Älterwerden festgestellt, dass ihr Umfeld ihre Version von Weiblichkeit eher annimmt. Sie wird jetzt öfter richtig als Frau eingeordnet als in jüngeren Jahren: »Damals waren Verkäuferinnen und Kellner unsicher, ob sie mich Miss oder Sir nennen sollten.« Älter zu werden scheint das geändert zu haben. »Vielleicht liegt es nur daran, wie die Gesellschaft ältere Frauen betrachtet. Die Grenzen der Weiblichkeit sind etwas weiter gesteckt.«

Manche Frauen, etwa meine Highschool-Freundin, haben das Gefühl, durch den Verlust ihrer Weiblichkeit seien sie weniger wert, andere, wie Rachel, entdecken unerwartete Vorteile. Eine Verschiebung der geschlechtlichen Identität kann belebend wirken. »Ich fühle mich wirklich zwischen den Geschlechtern und finde es wunderbar.« Eine weitere Frau sagte mir, sie fühle sich mittlerweile weder als Frau noch als Mann: »Ich bin dazwischen, aber das hat mir ein unerwartetes Selbstvertrauen verliehen.« Eine andere Frau erzählte mir, sie habe sich schon immer im androgynen Spektrum gesehen: »Mit weniger Östrogen fühle ich mich noch weniger weiblich, und offen gesagt habe ich damit kein Problem.«

In der Menopause gerät die Weiblichkeit unter Druck und bekommt Risse, und was früher natürlich erschien, muss jetzt konstruiert werden, wie Judith Butler in ihrem einflussreichen Buch *Das Unbehagen der Geschlechter* (1990; dt. 1991) erklärt: wie »unterschiedliche ›Stile des Fleisches‹«. Butler schreibt, das Geschlecht sei nicht beständig. »Vielmehr ist [die Geschlechtsidentität] eine Identität, die durch die stilisierte Wiederholung der Akte in der Zeit konstituiert bzw. im Außenraum instituiert wird.«[37]

Während der Hitzewallungen habe ich manchmal das Gefühl, meine Weiblichkeit würde nicht nur im übertragenen, sondern auch im körperlichen Sinne vergehen und langsam, aber stetig verbrennen. Physische Materie wird oft durch Hitze verändert. Ich empfinde mich weniger als Frau oder zumindest weniger als die Frau, die ich einmal war. Eine Frau, die sich bei Partys nach Buchpremieren eher bemühte, Männer einander vorzustellen, als sich selbst in Gespräche einzubringen, die oft ihr Äußeres statt ihres Verstandes einsetzte, um einen ersten Eindruck zu hinterlassen.

Selbst als Teenager, in meiner sowohl körperlich als auch performativ femininsten Phase, sehnte ich mich oft danach, der strengen Definition von Weiblichkeit, die in den Südstaaten herrschte, zu entkommen. Ich entwickelte die wiederkehrende

Vorstellung, ich würde vollständig bekleidet unter die Dusche gedrängt. Die Szene lief immer gleich ab: Mein Kleid und meine Strümpfe wurden klatschnass, und ich zog sie aus, BH und Slip folgten. Warmes Wasser spülte mein Make-up fort, die aufgespachtelte Foundation, das Rouge, die Wimperntusche und den Lidschatten. Meine mit Haarspray gefestigten Locken klebten an meinem Kopf. Manchmal hing eine altmodische Schere mit schwarzem Griff an einem Haken in der Dusche, und ich schnitt mir die Haare ab. Dunkle, nasse Klumpen lagen wie Tierfell über dem Abfluss. Wenn ich die Dusche verließ – und dieser Teil verschaffte mir eine beinahe orgastische Freude –, sah ich im Spiegel, dass ich nicht mehr so eindeutig weiblich war. Ich sah auch nicht wie ein Junge aus, schließlich hatte ich Brüste. Ich war in der Mitte.

Seit ich in den Wechseljahren bin – seit ich mich verändere, seit mein Östrogenspiegel sinkt –, finde ich Menschen interessanter, die sich auch nicht eindeutig einem Geschlecht zuordnen. Ich will keine Geschichten von künstlich erhaltener Weiblichkeit, sondern von Menschen, die ihren neu justierten Hormonhaushalt verwirrend, aber auch aufregend finden.

••••

Bemerkungen über Körper in den Wechseljahren sind oft grausam. Da gibt es Beleidigungen: *vertrocknete Fotze, alte Hexe.* Einige Ärzte, die Hormone als Lösung feilbieten, etwa Wilson und Schwartz, haben uns *Kastraten, Neutren* und *Ausschussware* genannt. Auf Websites werden unzählige Symptome möglichst gehässig beschrieben: schlaffe Haut, verkümmerte Vagina, senile Eierstöcke. Die Listen sind gleichzeitig intim und distanziert, die Notizen eines Wissenschaftlers über ein alterndes, gefangenes Tier. Es ist wichtig, ehrlich über die Symptome zu sprechen. Sie zu verstecken hilft niemandem. Ich bin nicht blind. Ich sehe, dass mein Bauch gewölbt, meine Schenkel schwerer und meine

Schamhaare grau meliert sind. Die Falten um meinen Mund haben sich tiefer gegraben, die dunklen Augenringe, die früher nur auftraten, wenn ich erschöpft war, verschwinden nicht mehr. Ich wirke immer ein wenig ausgebrannt, ein wenig verwildert. Ich will Ehrlichkeit. Aber die unzähligen negativen Listen helfen mir nicht, sie geben mir keine Kraft. »Der weibliche Körper ist innerhalb des maskulinen Diskurses markiert«, so greift Butler eine These von Simone de Beauvoir in *Das andere Geschlecht* auf, »während der männliche Körper in seiner Verwechslung mit dem Universellen unmarkiert bleibt.«[38]

Manchmal scheint es, als würde ein anderer Körper aus meinem eigenen schlüpfen. Als ich einmal die U-Bahn-Treppe hinaufstieg, sah ich in einem Schaufenster das Spiegelbild eines alten Manns. Ich starrte es sekundenlang an, bevor ich begriff, dass es mein Spiegelbild war. Manchmal sehe ich einen Hals, der so faltig wie Krepppapier ist, im Rückspiegel meines Autos, oder einen kalkweißen Fuß und kann dieses Fleisch im ersten Moment nicht mit meinem übereinbringen.

Dieses Gefühl ist befremdlich und gleichzeitig seltsam aufregend. Jahrzehntelang habe ich mich, größtenteils erfolglos, bemüht, mich selbst aus dem Weg zu nehmen, damit die Kraft des Universums durch mich wirken kann. Erst in letzter Zeit, seit dem Beginn der Wechseljahre und dem Wegbrechen meiner früheren Identität, spüre ich endlich einen kleinen Fortschritt. »Es ist fundamental, sich nicht zu erkennen«, schreibt der französische Kritiker Paul B. Preciado in seinem Buch *Testo Junkie*. »*Derecognition*, Disidentifizierung ist eine der Bedingungen des Auftretens des Politischen als Möglichkeit, die Realität zu transformieren.«[39]

Vor ein paar Jahren hörte ich die transgeschlechtliche Musikerin Anohni, die damals noch männliche Pronomen nutzte und unter dem Namen »Antony Hegarty« in der Radiosendung *Fresh Air* mit Terry Gross sprach. Als Gross fragte, ob sie sich

»chirurgisch verändern« lassen wolle, reagierte Anohni frustriert. »Wenn es um Menschen geht, die transgender sind, ist so oft nur eine Sache interessant. Die Gesellschaft will sie auf eine primitive Art auf eines reduzieren. Die Leute sind wie besessen von ihrer Sexualität, sogar von der Form ihrer Genitalien.«

Klingt das vertraut? Sind unsere Eierstöcke senil, unsere Vaginen trocken, ist unsere Libido gleich null? »Das hat was Grausames«, fuhr Anohni fort und betonte, transgender zu sein sei ein Geisteszustand. »Transgeschlechtliche«, erklärte sie, und ich würde hinzufügen, auch Frauen in den Wechseljahren, »haben einen anderen Geist.« Sie sollten nicht in eine Schublade gesteckt und nur über ihre Körperlichkeit definiert werden. »Transpersonen besitzen ein großes Potenzial«, sagte Anohni, »ein Potenzial, das oft nicht gewürdigt und nicht ausgeschöpft wird, weil der Einzelne sich nicht gegen die Sichtweise der Gesellschaft wehren kann. Die Gesellschaft reduziert sie.«

....

Ich halte die geistigen und körperlichen Veränderungen durch meinen Hormonentzug fest und lese dabei Berichte von Männern und Frauen in der Transition. In diesen Büchern sind Hormonumstellungen zugleich anstrengend und interessant. Die britische Autorin Juliet Jacques[40] glaubt nicht an die traditionelle Erlösungsgeschichte für Transpersonen, ihre eigene Geschlechtsangleichung war eher ein »Hindernislauf, während dem sie in langweiligen Jobs feststeckte«. Jacques wurde Estelle verschrieben, das gleiche Medikament, das Frauen gegen Wechseljahrsbeschwerden einnahmen. Sie merkte, dass ihre Haut weicher und ihre Haare dicker wurden. Es fiel ihr schwerer, ihre Gefühle zu ignorieren. Sie war entspannter und weinte leichter. Während ihrer Transition fühlte sie sich »zwischen männlich und weiblich«.

Julia Serano berichtet in *Whipping Girl*[41] ebenfalls, dass ihr wegen des Östrogens schneller die Tränen kommen und sie nicht aufhören kann zu weinen, wenn sie einmal anfängt. Während ihrer Transition erlebte sie »eine Loslösung, eine Auflösung von Geschlechtern«. Sie begriff, wie nah sich Männer und Frauen sind. »Ich habe gemerkt, dass es keine unüberwindbare Kluft zwischen Frauen und Männern gibt, wie manche Leute glauben. In Wahrheit würde bei den meisten von uns eine Hormontherapie reichen, und wir würden dem anderen Geschlecht zugeordnet werden.«

In seinem Buch *The Testosterone Files* schreibt Max Wolf Valerio[42] über seine Transition von einer lesbischen, feministischen Punkrockerin und unkonventionellen Künstlerin zu einem heterosexuellen Mann. Er ging durch »ein einzigartiges loderndes Feuer«, auf dem »erotisch aufgeladenen Weg über eine Grenze hinweg«. Eine Geschlechtsumwandlung sei »ein Abenteuer, eine Erkundung und eine Möglichkeit, über das Vorgegebene und Banale hinaus zu leben«, erklärt er. Er vergleicht sogar seine geistige Verfassung mit der Menopause: »Eine Bekannte in den Wechseljahren hat mir erzählt, dass ihr auch alles klarer erscheint und sie sich manchmal wie eine weise alte Eule vorkommt, die weit in die Ferne blicken kann.«

Vor seiner Transition, als er noch mehr Östrogen hatte, nahm Valerio in jedem Gegenstand eine emotionale Schwere wahr, ein Gewicht, das Gefühle anzog. »Die Welt war voll starker Emotionen, zärtlich, sentimental, subtil, tiefgründig. Alles um mich herum war von diesen Gefühlen durchtränkt.« Mit Östrogen fühlte er sich, als wäre er »in einem süßen, dichten Nebel versunken«, als würde er »durch etwas Flüssiges waten – langsam, träge«.

Mit Testosteron ähnelten seine Empfindungen denen von Frauen während der Wechseljahre. Valerio war emotional genügsamer und unabhängiger. Eine Frau, die ihren Zyklus hinter sich hat, erzählte mir: »Ohne diese Hormone, die überall herumspuken, habe ich den Kopf viel freier für meine eigenen Ideen.« Valerio steckt voller Energie, er fühlt sich aufgedreht. Oft kann er nicht schlafen, der Raum hat sich »kristallisiert«, und er bewegt sich »in einer überwältigenden Sphäre emotionaler Balance. Das Östrogen hatte einschläfernd gewirkt und einen traumgleichen, beinahe glückseligen Zustand hervorgerufen.« Jetzt wirke alles dreidimensional, scharf abgegrenzt und in eine bessere visuelle Wahrnehmung eingebettet.

Auch der Zugang zu Wut fällt leichter. Valerio spürt und äußert seine Wut, und zum ersten Mal in seinem Leben kann er besser für sich einstehen. Ich bin auch öfter wütend, eine Begleiterscheinung der Wechseljahre, die Ärzte als hormonell bedingte Reizbarkeit einordnen. Mir erscheint die Wut mehr und mehr wie ein Weg zu größerer Authentizität. »Bei Transitionen von Frau zu Mann«, schreibt Valerio, »ist abzusehen, dass man deutlich weniger bereit sein wird, schlechtes Benehmen von anderen hinzunehmen.«

Valerios Transition schreitet weiter voran. Er bindet sich immer noch die Brüste ab, seine Stimme ist tiefer geworden, ihm wächst ein Bart, aber die größte Veränderung ist für ihn die emotionale. Die Gefühle, die von den Gegenständen in seinem Leben aufgesogen wurden, sind verblasst. »Alles ist flacher, flacher und heller, als hätte sich ein Nebel gelichtet. Ich bin nicht depressiv. Es schenkt mir Frieden und große Klarheit.«

In den Wechseljahren entschlüpfe ich einer einengenden Weiblichkeit. Aber ich fühle mich nicht ganz maskulin. Ich empfinde mich als in der Mitte stehend, als drittes Geschlecht. Inter. In den Tweets von @askabinary, einem Account, den mir Elliot empfohlen hat, Studierx[43] in meinem Seminar und agender, treffe ich auf Gefühle und Fragen, mit denen ich mich identifizieren kann.

– Ich denke viel mehr wie ein Junge als wie ein Mädchen, aber ich glaube, ich will mich nicht auf ein Geschlecht festlegen.

– Ich weiß genau, dass ich nicht binär bin, aber in der Öffentlichkeit trete ich als Cis-Frau auf, und obwohl es manchmal nervt, werde ich es wohl nicht ändern.

– Ich identifiziere mich als Demigirl, aber manchmal bewege ich mich von agender zu Demigirl zu weiblich. Kann ich mich trotzdem als Demigirl identifizieren statt als genderflux?

Elliot hatte kurz zuvor vom weiblichen *sie* zum geschlechtsneutralen *xier* gewechselt, und als wir uns zum Mittagessen trafen, erzählte Elliot mir, xier sei es leid, sich die Brust abzubinden, und wolle sich bald operieren lassen. Elliot hat kurze schwarze Haare und kleidet sich lässig androgyn mit Hosen und Band-T-Shirts. Wenn xiers Brust erst einmal glatt und leicht ist, glaubt Elliot, wird xier eher Kleider tragen. Mittlerweile ist Elliot klar geworden, dass xier in der Highschool eine Magersucht entwickelte, nicht um dünn und feminin, sondern um leicht und unbelastet zu werden, eher wie ein Junge, aber auch zwischen den Geschlechtern. »Weiblich zu sein«, erzählt xier mir, »hat sich für mich immer wie ein kratziger Pulli angefühlt.«

In der U-Bahn betrachte ich die anderen Fahrgäste und sage mir, ich sollte sie nicht als männlich oder weiblich einordnen. Ich versuche, jede Person als eigenes, einzigartiges Wesen wahrzunehmen. »Drag king-Werden«, schreibt Preciado in *Testo Junkie*, »bedeutet durch die Matrix des Geschlechts hindurch zu gehen und zu realisieren, dass Männer und Frauen performative und somatische Fiktionen sind, die von ihrer eigenen Realität überzeugt sind.«[44] Oder wie meine zweiundzwanzigjährige Tochter Abbie mir geduldig erklärt, wenn ich sage, dass ich finde, es sollte zehn oder zwanzig Geschlechter geben: »Du verstehst das nicht. Jeder Mensch ist sein eigenes Geschlecht. Es gibt so viele Geschlechter wie Menschen.« In der U-Bahn sehe ich einige Beispiele für die entgegengesetzten Enden des binären Spektrums: eine Frau in einer engen Jeans, stark geschminkt und mit sorgfältig frisierten Haaren, und zwei Männer mit schwellendem

Bizeps unter dem T-Shirt, die breitbeinig dasitzen. Alle anderen tummeln sich eher in der Mitte. Eine ältere Chinesin mit Turnschuhen, einer hellen Stoffhose und einem Sweatshirt, die Haare ganz kurz geschnitten. Ein untersetzter Typ mit Männerbrüsten, der Matheklausuren korrigiert. Andere treten androgyn auf, zum Teil unbewusst, zum Teil absichtlich, wie es scheint: eine junge Frau mit einer dicken Clark-Kent-Brille, einem weißen Stoffhemd und einer Herrenhose und ein junger hispanischer Mann mit enger Jeans, Glitzerpulli und großen Creolen.

Platon lässt Aristophanes im *Symposion* erzählen, neben Männern und Frauen gebe es ein drittes Geschlecht, ein Wesen mit vier Händen, vier Füßen und zwei Köpfen. Egal, ob männlich/weiblich, weiblich/weiblich und männlich/männlich, dieses Wesen war rund und so stark, dass es immer wieder die Götter angriff, indem es zum Olymp rollte. Um dem dritten Geschlecht seine Macht zu nehmen, beschloss Zeus, es zu spalten. Er zerschnitt die Kugelwesen, »wie wenn man Früchte zerschneidet, um sie einzumachen, oder wenn sie Eier mit Haaren zerschneiden«[45].

Von dem Tier mit zwei Rücken hörte ich zum ersten Mal in der sechsten Klasse, als ich gerade begann, mich in meinem Kinderbett einsam zu fühlen. Mein Verlangen galt nicht nur Sex, sondern einem männlichen Gegenstück. »Zerschnitten wie die Schollen«, schreibt Platon, weil »aus einem zwei geworden sind. Also sucht nun immer jedes sein anderes Stück.« Jetzt frage ich mich, ob ich meine jugendliche Sehnsucht nach einem von mir getrennten männlichen Körper nicht falsch interpretiert habe. Vielleicht wollte ich die ganze Zeit eine innere Rückkehr und das Männliche und Weibliche in mir wieder vereinen.

»Der Körper«, schreibt Michel Foucault, »ist der kleine utopische Kern im Mittelpunkt der Welt, [...] von ihm gehen alle möglichen realen oder utopischen Orte wie Strahlen aus.«[46]

••••

Am letzten Sonntag im August setze ich meine Tochter Abbie in Monticello, New York ab, wo sie den Bus zum College nimmt, dann fahre ich auf der Route 17 zurück und biege bei Roscoe zum Crystal Lake ab. Abbie hat mich für ein paar Tage auf dem Land besucht, bevor das College beginnt. Wir haben uns auf dicken Reifen den Delaware hinuntertreiben lassen, in Callicoon ein paar Schnäppchen ergattert und Zitronenkuchen gebacken. Das Verhältnis zwischen meiner Tochter und mir ist ein wenig angespannt. Ich glaube, es liegt größtenteils an ihrem Temperament. Schon als Kind nahm sie mit ihrer kleinen Hand meine große, wenn sie sich über mich geärgert hatte, und sagte: »Du verstehst das nicht. Ich erkläre es dir mal.« Dazu kommt, dass ich ihr keine starren Vorstellungen von Weiblichkeit aufgedrängt habe. Ich habe sie größtenteils passend zum Toben angezogen und ihr nie gesagt, sie würde wie eine Prinzessin aussehen. Ich habe mich sehr bemüht, ihr keine weibliche Scham vorzuleben. Ich habe sie auch nie aufgefordert, sie solle wie eine Dame essen. Wenn sie während der Highschool wie so viele Mädchen in ihrem Alter in Cut-offs und einer zerrissenen Strumpfhose loszog, habe ich das nie als billig bezeichnet. Ich habe nie ihr Gewicht kommentiert. Anders, als meine Mutter es bei mir getan hat, habe ich nie von ihr verlangt, ihre blutigen Tampons zwanzigmal mit Toilettenpapier zu umwickeln und ganz unten im Badmülleimer zu verstecken. Am Wochenende fragte Abbie mich, ob ich wisse, dass manche Jungs Menstruationsblut eklig fänden. Ich fand es großartig, dass sie überrascht und empört war. Ja, sagte ich. Das wusste ich.

Über einen langen Schotterweg fahre ich zum See. An den Rändern strecken Farne ihre Wedel aus. Alles, sogar das Licht, ist moosgrün. Ich parke und gehe mit meinem Handtuch und meinem Neoprenanzug zur anderen Seeseite. An meinem Stammplatz sitzen eine Mutter und ihre Tochter auf einer Decke nah am Ufer. Die Mutter hat ihre braunen Haare zu einem Pferdeschwanz gebunden und trägt einen verschossenen karierten Bikini, ihre kleine Tochter einen Hello-Kitty-Badeanzug. Ihre nackten Arme und Beine sind unglaublich dünn, und sie legt ihrer Mutter Steinchen und Grashalme auf den Bauch. Unter einem gerade geschnittenen Pony sind braune Augen, in denen Silber aufblitzt. Lachend lässt sie die zerrissenen Halme auf ihre Mutter rieseln. Als ich in meinen Neoprenanzug steige, blickt die Kleine auf, sie beobachtet, wie ich meine Haare unter eine Badekappe stopfe, meine Schwimmbrille aufsetze und ins Wasser wate.

An der Oberfläche ist es warm, aber weiter unten wird das Wasser kalt. Ich tauche unter und mache den ersten Zug. Das Schwimmen hier im See ist das Einzige, was verlässlich gegen meinen Hormonentzug hilft. Im kalten Wasser bekomme ich keine Hitzewallungen, und nach dem Schwimmen habe ich mehrere Stunden lang Ruhe vor ihnen. Ich mache meine Züge, meine Hände und mein Mund lassen Blasen zur Oberfläche aufsteigen. Das Wasser um mich herum ist grüngolden und durchscheinend. In der Tiefe ist es graugrün und geheimnisvoll. Seit ich mich nicht mehr abkämpfe, um schön zu sein, begegnet mir die Schönheit öfter überraschend. Ich schwimme der Sonne entgegen, so dass ihre Strahlen sich brechen, als sie auf das Wasser treffen, und mich umhüllen, es ist, als würden sie mich tragen wie ein Raumschiff, als würde mich das Licht schweben lassen.

Mein Neoprenanzug gibt mir Auftrieb, er lässt mich geschmeidiger und schneller werden. Ich kann innehalten und mich treiben lassen, ohne Wasser zu treten. Ich bin leicht, schwerelos gar. Nie fühle ich mich weniger von meiner Weiblichkeit eingeengt, als wenn ich schwimme. Ich frage mich, ob ein Teil unserer Aufgabe im Leben sein könnte, die Geschlechter miteinander zu verschmelzen. »Wenn ihr zwei zu eins macht«, sagt Jesus im Thomas-Evangelium, »und wenn ihr das Innere wie das

Äußere und das Äußere wie das Innere und das Göttliche wie das Irdische macht und ihr das Männliche und das Weibliche zu einer Einheit macht, […] dann werdet ihr eintreten [in das Königreich].«

Bei der Loslösung von meinem Geschlecht hat mich besonders überrascht, dass der männliche Gott, mit dem ich aufgewachsen bin, seine Macht verloren hat. In meiner Kindheit war Gott immer und überall männlich. Doch das göttliche Mysterium kann nicht zu einem starren, versteinerten Bild gezähmt werden. Das ist Götzendienst. Weil ich mich weniger feminin fühle, brauche ich keinen männlichen Gott mehr. Stattdessen spüre ich eine neue Kraft, die im weiten Dunkel unter mir schlummert. Dieser Geist ist weder berechenbar noch zahm. Er ist urtümlich. Androgyn. Chaotisch. Er schwebt nicht wie ein Gespenst über der Natur, er ist die Macht, die die Natur antreibt. Eine atavistische Gewalt, der King Kong aus Despentes' *King Kong Theorie*, eine vorgeschlechtliche Wildnis, auf die wir keinen Anspruch mehr erheben können, wenn wir die streng binäre Aufteilung übernehmen. *Tehom*, so nennt es die Bibel: die Tiefe.

Ich kehre um. Die Sonne glitzert vor mir auf dem Wasser und zeichnet einen Pfad, dem ich Funkeln für Funkeln folgen kann. »Es gibt Geschichten, Gott«, schreibt Fanny Howe, »die unter allem hindurchgleiten, was geschieht, und diese Geschichten springen nur ins Licht empor wie ein silberner Fisch, wenn sie sehen wollen, wo sie im Verhältnis zu allem anderen leben.«

Allmählich kann ich den Grund des Sees erkennen. Uralt, wie ein Mond, abgerundete Steine in weichem Schlamm, dann ein Zickzack knorriger Baumwurzeln. Ich stemme die Füße in den matschigen Boden, und als ich mich aufrichte, strömt das Wasser aus meinem Neoprenanzug. Das Material, das mir im Wasser Leichtigkeit verliehen hat, ist jetzt vollgesogen und schwer. Mit beiden Händen stütze ich mich auf dem Gras ab. Das kleine

Mädchen kommt angelaufen und sieht zu. Ihre braunen Augen schimmern feucht und ernst. Sie rennt zurück zu ihrer Mutter, legt ihr eine kleine Hand ans Ohr und flüstert so laut, dass ich es hören kann: *Komm, wir fragen sie, was sie gefunden hat.*

6.

DÄMONENKUNDE

Ich stieg die Treppe des U-Bahnhofs hinauf, passierte das Drehkreuz und ging hinaus in den windigen Herbstabend. Wut toste durch meine Brust, heftig und leicht entzündlich. Ich ließ die dunklen Bäume im Prospect Park hinter mir und lief Richtung Flatbush Avenue. Manche Menschen sagen, Wut mache sie blind, sie könnten ihre Umwelt dann nicht mehr sehen. Bei mir war es das Gegenteil. Ich nahm alles genau wahr. Auf dem nassen Asphalt spiegelte sich ein rotes ATM-Schild. An dem Laden an der Ecke kaufte ein Polizist einen Kaffee in einem weißen Pappbecher. Die Flatbush hinunter, vorbei am Nagelstudio mit der Wand voll bunter Nagellacke, dann am Gemüseladen, hinter dessen Glastüren die Zitronen und Limetten schimmerten, und links auf die Midwood, wo ich unter wilden Bäumen entlanglief, die mit Bäumen im friedlichen Sonnenlicht so viel gemein hatten wie lebende Menschen mit Zombies. Ihre Äste schwankten hektisch im grünlichen Licht der Straße.

Es gab Dinge, um die ich mich sorgte. Ich wusste nicht genau, ob ich die Gebühren für das College meiner Tochter auftreiben konnte, und unter meinen BH-Trägern und dem Hosenbund hatte sich ein seltsamer Hautausschlag entwickelt. Das hatte ich für den Moment beiseitegeschoben. An diesem Abend stand vor allem anderen meine Wut, die sich ganz auf meinen Mann konzentrierte.

Mike besitzt viele wunderbare Eigenschaften, doch Ordnung

gehört nicht dazu. Er macht oft Witze darüber, dass er einmal verreist war und sein Nachbar bei einem Blick durchs Fenster dachte, bei ihm sei eingebrochen worden, und die Polizei rief. Auch darüber, dass er es einmal geschafft hat, ein Glas Erdnussbutter anzuzünden, und dass er jahrelang eine Deckenlampe hatte, aus der Wasser tropfte. Wenn ich ihn in Virginia besuchte, als wir noch eine Fernbeziehung führten, kletterte jede Nacht ein Waschbär durch die Katzenklappe und durchstöberte den Küchenabfall.

Mike zog 2005 nach Brooklyn, 2008 heirateten wir. Seine Schlampigkeit besserte sich auch nicht, als wir zusammenlebten. Er fand seine Unordnung offenbar charmant, aber ich hatte die letzten zehn Jahre als alleinerziehende Mutter gelebt und mich nach der Decke strecken müssen, und jetzt bedeuteten seine Versäumnisse für mich nur noch mehr Arbeit und Gefahr. Meine Mutter war ein Jahr zuvor gestorben, allein in ihrem Haus in Albany, New York. Ich fuhr von Brooklyn nach Norden, und als ich ankam, war sie schon abgeholt worden. Meine Brüder und ich fanden im Haus das reinste Chaos vor, auf dem Boden lagen Zeitungen, Schubladen waren ausgekippt worden, überall waren leere Essensverpackungen. Mikes Unordnung verband ich daher mit dem Tod, sie war unheilvoll. Ich hatte Angst, seine Nachlässigkeit könnte meiner Tochter und mir schaden. Er räumte seine schmutzige Wäsche nicht weg, ließ in der Küche Schubladen und Schränke offen stehen, und er bot nie an, zu kochen, die Katzentoilette zu säubern oder das Bett zu machen.

Im Rückblick ist mir klar, dass ich im Grunde über etwas viel Tiefgehenderes als Mikes Unordnung wütend war. Ich hatte mit meiner Tochter zehn Jahre lang allein gelebt, und ich hatte vergessen, wie leicht es Männern fällt, sich zu konzentrieren. Ganz versunken in ihre Arbeit, ihr Lieblingssportteam, ihren Computer zu sein. Ich war wütend auf ihn, weil er mir den Großteil der Hausarbeit aufbürdete, obwohl sie genauso seine Pflicht war, aber genauso wütend war ich auf mich, weil ich mich für die Arbeit verantwortlich fühlte und es belastend fand.

Dieser Abend war anders, weil die zwei Seelen in meiner Brust besonders heftig miteinander kämpften. Sollte ich ihn zur Rede stellen oder weiter alles runterschlucken? Als ich in die Bedford Avenue abbog, wusste ich, dass in der Spüle Teller warten würden und das Bett nicht gemacht war. Ich würde seine Unterwäsche auf dem Boden vorfinden, seine Spucke im Spülstein, sogar seinen Urin in der Toilette. Kalter Wind wehte mir winzige Eiskristalle ins Gesicht. Auf dem Gehweg lagen Hundescheiße und Hühnerknochen, und die rote Ampel schwankte hin und her wie ein riesiges dämonisches Amulett. Es fühlte sich an, als würde der Wind nicht nur meine Jacke treffen und die Daunen plattdrücken, sondern auch durch meinen Kopf wehen und die Tür zwischen mir und meiner Wut aufstoßen.

••••

Wie viele Frauen wurde auch ich in meinem Leben vor der Menopause eher traurig als wütend. Ich unterdrückte meine Wut und quetschte sie klein, bis ich mir fast vormachen konnte, es gäbe sie gar nicht. Ich genoss es, gespalten und durchlässig zu sein. Es fühlte sich ein wenig an, als wäre ich high und hätte nicht nur *ein* Ich. Schwerelos, wie ein Geist. Um ihrer Wut zu entkommen, schreibt die Therapeutin Mary Valentis, müssten Frauen manchmal all ihre Gefühle betäuben.[47]

••••

Dr. Laura Petracek benutzt in ihrem *Anger Workbook for Women* von 2004 Arbeitsblätter und Übungen, um mit Techniken der kognitiven Verhaltenstherapie wütenden Frauen zu helfen.[48] Im Vorwort betont sie, dass unsere Kultur weibliche Wut generell als sehr unangenehm empfindet, dass man Frauen oft sagt, Wut sei nicht damenhaft, unsere Wut würde uns unweiblich, sogar unmenschlich machen. Wütende Frauen wirken so bedrohlich, dass man sie beschuldigt hat, sie seien von einem Dämon besessen. Wütende Männer sind schlicht Männer. Wütende Frauen werden stigmatisiert und in Schubladen gesteckt: keifende Ehefrau, verrückte Ex-Freundin, Feminazi. In den Beschreibungen der Frauen, die aus lauter Angst vor ihrer eigenen Wut ihre Gefühle nicht nur vor anderen, sondern auch vor sich selbst verstecken, erkenne ich mich wieder.

Die Konzepte im *Anger Workbook* berühren mich, genau wie der Geist, der in seinen Seiten steckt. Die Vorbesitzerin hat mit Bleistift alle Symptome abgehakt, die ihre unterdrückte Wut ausgelöst hat. Beängstigende Gedanken. Ironie. Lächeln, obwohl es ihr schlecht ging. Verstörende Träume. Langsamere Bewegungen. Dem Gegenüber plötzlich nicht mehr in die Augen sehen. Lachen, obwohl nichts Lustiges passiert.

Als junge Frau war ich fasziniert von fiktiven weiblichen Figuren, deren unterdrückte Wut zu einer Melancholie vergor, die sie unwirklich und geisterhaft erscheinen ließ. Im Roman *Guten Morgen, Mitternacht* von Jean Rhys beobachtet Sasha Jansen durch ein Schaufenster eine ältere Frau, eine gealterte Version ihrer selbst, die einen Hut anprobiert. Der Gesichtsausdruck der Frau ist »schrecklich – hungrig, verzweifelt, hoffnungsvoll«. »Jeden Augenblick meint man, sie müsse in das Gelächter einer Irren ausbrechen.« Sasha wurde von ihrem Mann verlassen, nachdem ihr Baby gestorben war. Sie lebt in Paris, träumt von einem hellen Zimmer mit eigenem Bad statt des schmuddeligen Zimmers in einem billigen Hotel, das sie sich mit einem weiteren Geist teilt, einem Mann, der scheinbar immer in seinem weißen Bademantel auf dem Treppenabsatz steht.

Weil Sasha sich für ihre abgerissene Kleidung und den unfruchtbaren Körper darunter schämt, wünscht sie sich, sie wäre unsichtbar. Für sie ist Unsichtbarkeit ein Geisteszustand: »Du musst deinen Kopf ganz leer machen, ganz unbeteiligt, dann wird auch dein Gesicht ganz leer, ganz unbeteiligt – du bist unsichtbar.« Am Ende des Romans ist Sasha so unglücklich, dass sich ein Teil von ihr wie ein Phantom von ihr abspaltet. »Wer weint da? Dieselbe, die auf dem Treppenabsatz lachte, ihn küsste und glücklich war. Ich bin es, ich selber bin es, die hier weint. Die andere«, schreibt Rhys, »wie soll ich wissen, wer die andere ist? Ich jedenfalls bin es nicht.«[49]

Einsame Menschen, fand eine Studie von 2007 heraus, glauben häufiger an das Übernatürliche. Das hänge damit zusammen, heißt es, dass allein lebende Menschen sich stärker vor einem Einbruch fürchten. Wenn man keine echten Freunde hat, erfindet der Verstand geisterhafte böse Freunde. Ich erlebte meine einsamste Phase in dem Jahr, das ich als Writer in Residence an der Ole Miss verbrachte, der University of Mississippi in Oxford. Ich wohnte in einem Herrenhaus gegenüber von Faulkners Haus Rowan Oak. Meine erste Ehe stand auf der Kippe, und ich sah schon eine Zukunft als alleinerziehende Mutter vor mir. Eines Abends saß ich im Bett und las, nachdem ich meine Tochter in ihr Kinderbett gelegt hatte. In dem großen Zimmer war es dunkel, bis auf den Lampenschein, der auf mein Buch fiel. Das Schlafzimmer war so groß wie meine gesamte Wohnung in Brooklyn. Im Nachbargarten klimperte ein Windspiel, und die Zweige des Hartriegels kratzten über die Hauswand.

Die viktorianische Autorin Cynthia Asquith erzählt in ihrer Geschichte »God Grant That She Lye Still« von einer Frau, die so durchlässig ist, dass der Geist eines toten Mädchens in ihren Körper und schließlich auch in ihren Verstand dringt. »Ich weiß nicht, wie ich es erklären soll«, sagt sie zu ihrem Arzt, »aber es gibt kein echtes, beständiges, wesentliches Ich.« Asquith schrieb, sie selbst kenne solche Empfindungen: »Ich fühle mich, als hätte ich keinen festen Kern. Als wäre ich unendlich formbar. Bei jedem Freund ein anderer Mensch und niemand, wenn ich allein bin.« Asquith fühlte sich wie ein Gespenst. In ihren Geschichten sind lebende und tote Figuren austauschbar. »Ich glaube«, schreibt Kritikerin Ruth D. Weston, »Asquith hat eine patriarchalische Wahrnehmung voller Widersprüche internalisiert, die sich logisch nicht erklären lassen.« Das Unheimliche an »God Grant That She Lye Still« ist weniger der Geist vom nahe gelegenen Friedhof, mit dem der männliche Erzähler ringen muss, sondern dass Asquith allein ist und sich fühlt »wie Wasser, dass aus einer zerbrochenen Schale rinnt, etwas, das einfach vergeht und vom Nichts aufgesogen wird«.

»Es gibt bestimmte Muster, in denen die Präsenz wahrgenommen wird«, schreibt Wissenschaftsautor Rick Paulas in seinem Essay »The Neuroscience of Ghosts«.[50] »Wenn ein Patient stand, wurde die Präsenz als stehend empfunden. Lag der Patient, empfand er auch die Präsenz als liegend.« Bei solchen Vorfällen werden drei Bereiche der Großhirnrinde angeregt, die mit bildlichen Erinnerungen und Wahrnehmung zu tun haben. »Diese Bereiche«, schreibt Paulas, »vermitteln uns das Gefühl, ein bestimmter, der eigene Körper zu sein.« Wird das Gehirn geschädigt, ist es traumatisiert oder steht unter Stress, vermutet es, es sei noch jemand im Zimmer. Im Körper des Patienten findet eine Art Verdopplung statt.

In Mississippi konnte ich mich zusammenreißen, solange es hell war, doch nachts befiel mich ein seltsames Gefühl der Entgrenzung, als würde ich mich zu unzähligen Kopien aufspalten wie in den Spiegeln einer Umkleidekabine. Als ich einmal im Bett saß und las, kam es mir vor, als säße ich auch auf der anderen Seite des Zimmers und würde lesen. Ich drehte den Kopf meiner Leselampe, ihr Schein fiel auf das leere kleine Samtsofa. Trotzdem spürte ich eine Präsenz, eine Frau, so schwer und konzentriert wie ich, aber nicht so melancholisch. Nein. Sie war wütend.

Viele weibliche Geister bewirken nichts. Wie depressive Menschen schweben sie durchs Haus, unglücklich, aber nicht in der Lage zu handeln. Andere sind dagegen von Wut getrieben. Frauen geben in Büchern und Filmen oft bessere Geister ab als Männer[51]; in einer männlich dominierten Gesellschaft werden ihre Rechte unterdrückt, und Gerechtigkeit bleibt ihnen in der materiellen Welt öfter versagt. War eine Frau im Leben unglücklich oder es wurde ihr etwas angetan, kann sie sich von der Geisterwelt aus rächen.

Ein solcher Geist ist Bloody Mary.[52] Meine Mutter und meine Großmutter erzählten mir, dass sie als Mädchen mit ihren Freundinnen versucht hatten, Bloody Mary herbeizurufen. Meine Tochter Abby kam eines Tages verängstigt nach Hause, nachdem sie bei einer Freundin übernachtet hatte, und erzählte, sie und ihre beste Freundin Ginger hätten eine blutverschmierte Frau im Spiegel gesehen. Es gibt dieses Ritual in unterschiedlichen Varianten, je nach Jahrzehnt und Landstrich. Die Mädchen halten einen Spiegel in der Hand, gehen rückwärts eine Treppe hinauf und wiederholen dabei immer wieder: »Bloody Mary.« Sie betätigen die Toilettenspülung und drehen sich dreizehn Mal im Kreis. Sie stechen sich in den Finger und schmieren das Blut auf den Spiegel. Bei Pyjamapartys in den Siebzigern stellten meine Freundinnen und ich uns ins dunkle Badezimmer, zündeten eine Kerze an und fragten vor dem Spiegel: »Wo ist dein Baby, Bloody Mary?«

1553 bestieg Maria I. den englischen Thron. Sie wurde Bloody Mary genannt, weil sie dreihundert ihrer Untertanen auf dem Scheiterhaufen verbrennen ließ. Der Beiname wirkt ungerecht, wenn man bedenkt, dass ihr Vater, Heinrich VIII., nicht nur zwei seiner Frauen, sondern auch siebenundfünfzigtausend Untertanen töten ließ. Als erste Herrscherin Englands wurde Maria verspottet und hintergangen. Man mokierte sich über ihre Probleme, Kinder zu bekommen. Hofärzte hielten fest, dass Maria unter starken Blutungen, Unterleibsschmerzen und Krämpfen litt. Mit achtunddreißig heiratete sie Philipp II. von Spanien und erlitt wenig später eine Scheinschwangerschaft, die zu einem Nervenzusammenbruch führte. Mit zweiundvierzig hatte Maria eine weitere Scheinschwangerschaft. Manche vermuten, dass sie Magenkrebs mit einem Fötus verwechselte, andere gehen davon aus, dass ihre Periode wegen der Wechseljahre aufhörte.

Vom Spiegel Vorhersagen für die Zukunft zu verlangen, was man auch Kristallomantie nennt, hat eine lange Geschichte. Neben dem Ritual mit Bloody Mary und dem Zauberspiegel der bösen Königin in *Schneewittchen* kommt es auch in der Bibel vor – »wir sehen jetzt durch einen Spiegel in einem dunklen Wort«[53] –, ebenso wie bei Chaucer, Spenser und in Shakespeares *Macbeth*. Die Beziehung zwischen einer Frau und ihrem Spiegel ist kompliziert, selbst wenn das Übernatürliche keine Rolle spielt. Unser Spiegelbild zeigt uns täglich, wie jämmerlich wir sind. Das Einsetzen der Menstruation weckt unsere Sexualität, und Mädchen an dieser Schwelle blicken dem, was kommen mag, verständlicherweise nervös entgegen. Monatliche Blutungen, die Strapazen der Geburt und schließlich der Verfall im Alter. In Sylvia Plaths Kristallomantie-Gedicht spricht der Spiegel: »Jeden Morgen ist es ihr Gesicht, das die Dunkelheit ersetzt. / In mir hat sie ein junges Mädchen ertränkt und in mir wächst / Tag für Tag eine alte Frau auf sie zu, wie ein schrecklicher Fisch.«[54]

••••

Historikern zufolge gehören Fische zu den wenigen Tieren, die nicht in den Verdacht gerieten, Vertraute von Hexen zu sein. Frauen konnten der Hexerei beschuldigt werden, wenn sie zu nett mit ihren Katzen umgingen.[55] Wenn eine Frau dabei beobachtet wurde, wie sie mit Frettchen, Igeln, Mäusen, Ratten, Kaninchen, Eichhörnchen, Wieseln, Schlangen, Eulen oder Insekten sprach oder sie auch nur ansah, dann war diese Frau eine Hexe. Eine Hexe hielt angeblich Bienen unter einem Stein, zum

Füttern stach sie sich in den Finger und rief die Bienen, damit sie ihr Blut trinken konnten.

Den Quellen zufolge konnten Frauen im 16. und 17. Jahrhundert der Hexerei bezichtigt werden, wenn sie ihren Nachbarn um einen Krug Milch baten, wenn sie uneingeladen bei einer Hochzeit erschienen und eine Wurst verlangten, wenn ihr Gemüse größer war als das ihrer männlichen Nachbarn oder wenn sie ihren Pflug besser lenken konnten als ihr Nachbar. Nahm eine Frau eine Decke von einem Regal und eine Kröte sprang herunter, war sie eine Hexe. Sie war arm. Hexe. Sie war Witwe. Hexe. Sie hatte keinen Vater, Sohn, Ehemann oder Bruder. Hexe. Wenn sie eine Hebamme war und das Kind ohne ihre Schuld starb, war sie eine Hexe. Wenn Frauen ihren Nachbarn im Traum als Hexe erschienen, waren sie Hexen. Rührten sie Kräutertinkturen für kranke Nachbarn an, waren sie Hexen. Hatten sie regelmäßig ein blaues Auge, Blutergüsse an Armen oder Beinen und Schnitte am ganzen Körper, dann, so erklärten ihre Männer, hatte der Teufel sie geschlagen, und sie waren eindeutig Hexen.

Besonders häufig allerdings deuteten Hexenjäger Zeichen als Beweise, die mit den Wechseljahren zusammenhingen. Kinnhaare. Hexe. Falten. Hexe. Warzen. Hexe. Hatte eine Frau am Arm eine Stielwarze, eine kleine gräuliche Geschwulst, die wie eine winzige Zitze aussah, war sie eine Hexe. Wurde eine Frau in Gegenwart von anderen rot und schwitzte stark, war sie eine Hexe. Wenn sie im Sommer nicht schlafen konnte und im Nachthemd nach draußen ging, dann war sie eine Hexe. War sie zänkisch, zornig, redete laut und brach manchmal in Hektik aus, um ein Fenster zu öffnen oder eine Kelle Wasser zu holen, dann war sie auf jeden Fall eine Hexe.

In Ipswich, Massachusetts, war Rachel Clinton 1687 gezwungen, bettelnd von Haus zu Haus zu ziehen, nachdem ihr Mann sie verlassen hatte. Sie hatte seit drei Tagen nichts gegessen, als sie zu ihrem Nachbarn Thomas Knowlton ging und seine Magd um Fleisch und Milch bat. Als die Magd es ihr verweigerte, drängte Clinton sich an ihr vorbei ins Haus. Knowlton versuchte, sie hinauszuschaffen, und sie beschimpfte ihn als Höllenhund, als boshaften Hurenbock und Glied des Teufels. Bevor er sie schließlich hinauswarf, blickte Clinton ihrem Nachbarn direkt in die Augen und sagte, sie wolle lieber den Teufel als ihn ansehen. Knowlton zeigte sie als Hexe an.

Der Teufel in Sylvia Townsend Warners Roman *Lolly Willowes* (1926; dt. 2020) ist verständnisvoller als jeder Mann. Er gesteht Lolly sowohl die Dunkelheit in ihrer Seele zu – »Ich schenke dir die gefährliche schwarze Nacht, in der du deine Flügel ausbreiten kannst« – als auch ihren Drang nach Freiheit. Lolly ist eine unverheiratete vierzigjährige Frau, die sich nach Unabhängigkeit und einer tieferen Verbindung mit der Natur sehnt. »Man wird nicht zur Hexe«, schreibt Warner, »um Verderben bringend herumzurennen oder um hilfreich herumzurennen [...]. Man will dem allen so entgehen – um ein eigenes Leben führen zu können [...].« Nachdem Lolly dem Teufel begegnet ist, der wie ein freundlicher Wildhüter aussieht, ist sie am Ende des Romans wie berauscht, als »sei sie hochgeworfen worden und fliege nun plötzlich durch die Luft«[56].

Alex Mar, Autorin des autobiographischen Buchs *Witches of America* von 2016, nimmt an dem Tag im Oktober, an dem der Schleier zwischen den Welten besonders dünn ist und die Toten uns berühren können, an einem Samhain-Ritual teil. Ihre Mentorin fordert sie auf, ihrer Vorgängerinnen auf diesem Weg zu gedenken: Mutter, Großmutter, Tanten. Beim Meditieren bilden sich für sie drei Wörter heraus: *»mir – selbst – gehören«*. »Mir wird klar«, schreibt Mar, »dass es genau das ist, was diesen Frauen, die ich geliebt habe, verwehrt blieb: sie selbst sein und sich ganz und gar gehören.« Beim modernen Wicca-Glauben in seiner besten Form geht es darum, Frauen zu stärken. Doch für ältere Frauen kann es immer noch ein Stigma sein, als

Hexe bezeichnet zu werden. »Ditch the witch!« – »Weg mit der Hexe« –, wurde 2013 bei Protesten gegen die australische Premierministerin Julia Eileen Gillard skandiert. Und 2016 war jedem mit ein paar Gehirnzellen klar, dass es bei »Lock her up!« – »Sperrt sie ein!« – um weit mehr ging als nur um Hillary Clintons E-Mails.

....

Die Übungen in meinem *Anger Workbook* wirken beinahe wie Zaubersprüche, um Wut herauszulassen. Das Arbeitsbuch gibt mir auf, die Gründe für meine Wut auf einen Zettel zu schreiben und mich dann auf die Art, die mir am meisten liegt – Feuer, Wasser, Wind – von ihm zu befreien. Sowohl das Arbeitsbuch als auch die Zaubersprüche, die ich online gefunden habe, raten mir, meine Wut durch Rituale, die ich alleine durchführe, oder noch besser durch Visualisierung zu verarbeiten. Der Zauberspruchvariante nach soll ich ein reinigendes Bad nehmen und eine blaue Kerze anzünden und dann mit Taubenbluttinte aufschreiben, welche Situation meinen Zorn hervorruft. Das Blatt soll ich verbrennen und dazu den Spruch aufsagen: »Frieden, erfülle mich, bleibe bei mir, nimm alle Wut von mir.«

Für einen anderen Visualisierungszauber soll ich mir einen Ring aus weißem Licht um mich herum vorstellen und darin eine schwarze Kerze anzünden. Ich soll vor meinem inneren Auge ein Bild von demjenigen, der mich verärgert hat, heraufbeschwören und seinen Namen in Großbuchstaben auf einen Zettel schreiben. Nachdem ich den Zettel verbrannt habe, soll ich in die Asche das Gefühl schreiben, mit dem ich die Wut ersetzen will. Das *Anger Workbook* geht noch weiter, als nur einen Zauberspruch aufzusagen. Nachdem ich mir bildlich vorgestellt habe, wie ich eine dunkle Höhle betrete, soll ich in Gedanken tief in die Erde hinabsteigen. Dort treffe ich auf den Menschen, auf den ich wütend bin. Zuerst soll ich ihm ruhig erklären, warum ich zornig bin. Danach darf ich mir vorstellen, wie ich den Menschen anschreie, anspucke und schlage.

••••

Erstaunlich viele Frauen empfinden während der Perimenopause oder der Menopause zum ersten Mal ungezügelte Wut. Eine Frau fühlte sich, als hätte sie jemanden ermorden können. »Es kam mir oft vor, als hätte eine fremde Macht die Kontrolle über mich übernommen und als würde ein durchgedrehter Axtmörder meinen Körper und meinen Verstand steuern.« Für eine andere Frau war es so, dass nicht der sinkende Hormonspiegel sie wütend machte, sondern dass die Menopause den Schleier lüftete und sie endlich sehen konnte, wie zornig sie war. »Ich kann mich noch genau erinnern, dass ich einmal eine Kaffeetasse ansah und sie an die Wand werfen wollte, und so etwas hatte ich früher nicht einmal ansatzweise erlebt.«

Es gibt keine Studien über eine mögliche Verbindung zwischen der Menopause und Wut, allerdings über Depressionen, in denen sich weibliche Wut besonders häufig ausdrückt. Die Study of Women's Health across the Nation (SWAN), eine Langzeitstudie von 2012, stellte eine Korrelation zwischen der Menopause und Depressionen fest, während das Melbourne Women's Midlife Health Project anhand von Befragungen und Bluttests zur Bestimmung des Östrogenspiegels keine direkte Verbindung finden konnte. Auf diversen Websites wird Reizbarkeit als ein Symptom der Wechseljahre aufgeführt. *Reizbarkeit* ist eine abschätzige Bezeichnung und lächerlich ungenau, wenn in Wahrheit brennender Zorn in mir aufsteigt. Ich bin erbost darüber, dass ich in einem Körper lebe, einem Körper, der irgendwann sterben wird. »Wut, die im Kern erspürt wird, ist die lebendige Flamme eines erfüllten Lebens im Hier und Jetzt«, schreibt der Dichter David Whyte. Es ist ein unausgegorenes Gefühl voll innerer Spannung, das ich vom PMS kenne. Die Menopause und PMS sind chemisch gesehen Nachbarn. Mir wurde beigebracht, meinem Frust und meinem Ärger in den letzten Tagen vor meiner Periode, in denen mein Hormonspiegel sank, nicht zu trauen. Man sagte mir damit, ich sei verrückt, und die Welt, in der ich lebte, sei nicht real.

....

Wenn Frauen mit übernatürlichen Wesen verglichen werden, sind es meist weder Wiedergänger noch Hexen, sondern von Dämonen Besessene. Männer von Frauen in den Wechseljahren behaupten steif und fest, ihre Partnerinnen würden nicht einfach eine schwierige Phase durchleben, sondern etwas Böses habe sie befallen. Ein Ehemann erzählte einer Forscherin, er wolle die Frau zurück, die er geheiratet habe – nicht diese schreckliche Person, die sie geworden sei.[57] Ein zweiter sagte, seine Frau habe »eine andere Persönlichkeit eingepflanzt« bekommen. Viele bezeichnen ihre Frauen als Monster: »Sie hat sich in ein verrücktes Monster verwandelt.« »Es ist, als säße ein Monster in ihrem Gehirn.« »Sie benimmt sich, als hätte ein Außerirdischer komplett die Kontrolle übernommen.« In einem Chatroom schrieb ein Mann, er habe viel über die Menopause gelernt und sogar einen Workshop besucht, aber »sie ist trotzdem nicht wieder zu dem Menschen von früher geworden«.

Wütende Frauen sind weder Hexen noch von einem Dämon besessen. Sie sind einfach Frauen, die wütend sind. Warum fällt es unserer Kultur so schwer, die Wut als einen Teil des weiblichen Gefühlsspektrums zu sehen statt als übernatürliche Plage? Auch Frauen bringen ihre Wut mit bösen Mächten in Verbindung. Im Internet habe ich mehrere Essays von Frauen gefunden, die ihre Wechseljahrssymptome dem Teufel oder seinen Gehilfen zuschrieben. In einem Text auf der Seite der *HuffPost*, »The Difference Between Menopause and Demonic Oppression«, listet Donna Highfill Symptome auf, die von den »kleinen geflügelten Kerlchen« hervorgerufen werden. Dazu gehören Stimmungsschwankungen, mangelnde Selbstbeherrschung und Wutausbrüche. »Wenn Sie unterscheiden wollen«, schreibt Highfill, »ob es an der Menopause oder dämonischen Heimsuchungen liegt, dann viel Glück.« Highfills Beschwörung dämonischer Kräfte ist ironisch gemeint, im Gegensatz zu einem Workshop auf der Website *Findingfreedom.name* mit dem Titel »Hormone und dämonisches Wirken«. Ella LeBain, die einen sogenannten Befreiungsdienst anbietet, erklärt die Annahmen, auf denen ihr Onlinekurs beruht: »Was haben Pubertät, PMS, Perimenopause und Menopause gemein? Antwort: Hormonelle Veränderungen ziehen dämonisches Wirken an.«

Natürlich ist das verrückt. Ich weiß, dass dämonische Besessenheit ein gesellschaftliches Konstrukt ist, keine übernatürliche Realität. Doch wenn ich im Dunkeln aufwache, die Decke zurückschlage und auf den Schlag warte, mit dem die Hitze mich trifft, habe ich manchmal das Gefühl, ich würde gegen eine Macht ankämpfen, die sich meinem Verstand und meiner Kontrolle entzieht. Mir ist klar, dass diese Macht nicht auf mich zustürmt wie ein übernatürlicher Dämon in einem Horrorfilm, sondern in mir selbst steckt. Ich ringe damit wie die Frauen, über die Freud in seinen Notizbüchern schrieb, Frauen, an deren Körpern die Gesellschaft die hysterische Unterdrückung alles Abnormen durchexerzierte.

Das Abnorme sind sowohl mein alternder Körper als auch meine Wut. Dr. Julie Holland bekam heftigen Gegenwind, als sie in ihrem Buch *Moody Bitches* von 2015 (dt. 2017) Östrogen als »Wie du willst, Liebling«-Hormon[58] bezeichnete und riet, wenn sich durch PMS und später die Menopause der gefällig machende Hormonschleier hebe, sollten Frauen ihre Wut bereitwillig annehmen. Kritiker fragten, wie Frauen ihre Gefühle ohne Schaden ausdrücken konnten, wenn sie mit anderen zusammenlebten oder jemanden versorgen mussten. Das verstehe ich. Es ist schwierig, seine Wut auszudrücken, wenn die Welt Frauen eintrichtert, Wut sei unattraktiv oder, wie mein erster Mann gerne sagte, nicht sexy. Den Furien, den alten wutrasenden Göttinnen, tropfte Schleim aus den Augen, sie erbrachen Blutklumpen und stanken wie ein Rudel wilder Hunde. Ihre Wut war »ein Krebs, der Blatt und Kind versehrt«. Kein Wunder, dass die Zaubersprüche der Hexen Frauen dazu bringen wollen, ihre Wut mit sich selbst auszumachen, und am besten soll sich alles nur in ihrem eigenen Kopf abspielen.

Ursula K. Le Guin, Autorin spekulativer Zukunftsromane, gab zu, dass Wut als Waffe im Widerstand gegen Ungerechtigkeit nützlich sei, aber sie warnte auch, sie sei »ein Werkzeug, das nur im Kampf und zur Selbstverteidigung nützlich ist«. Anschließend kritisierte sie die Wut, die sich in der zweiten Welle der Frauenbewegung Bahn brach: »Vielleicht [...] wäre der Feminismus, wenn man ihn mit einem Kleinkind vergleichen würde, jetzt aus dem Alter raus, in dem Wutausbrüche, Trotzanfälle oder totale Ausraster die einzigen Möglichkeiten sind, auf die eigenen Bedürfnisse und auf Ungerechtigkeiten aufmerksam zu machen.« Nur wenn wir wieder durch Gesetze unterdrückt würden, dürften wir erneut zur Wut als Waffe greifen: »Doch wir sind noch nicht an diesem Punkt, und ich hoffe, nichts, was wir jetzt tun, wird uns näher an ihn heranführen.«[59] Liebe Ursula: Wir sind an diesem Punkt. Das waren wir schon die ganze Zeit.

»Wir erleben gerade den Moment«, schrieb die Feministin Katha Pollitt 2018 in *The Nation*, »an dem Frauen jahrzehntelang angestaute Wut entfesseln.« Durch #metoo und #timesup wurde mir klar, dass meine Wut auf meinen Mann und das Katzenklo, auf die Personaler, die beim Vorstellungsgespräch fragten, wer meine kleine Tochter versorgen würde, wenn ich die Stelle bekäme, und auf den übergriffigen Chef, der vom System geschützt wird, fast immer in patriarchalischer Unterdrückung wurzelt. Wütend zu werden hat zum Ziel, am Ende weniger wütend zu sein. Wut hilft mir zu erkennen, wozu ich gehöre, woran ich glaube und wofür ich mich opfern würde. Sie hilft mir, andere daran zu hindern, meine Rechte zu verletzen, und meinen politischen Protest auf das richtige Ziel zu lenken. Wenn ich mit anderen zusammen gegen Sexismus ankämpfen kann, erbt meine Tochter vielleicht eine Welt, in der es nicht ganz so schmerzlich ist, eine Frau zu sein.

»Es gibt eine Art von Rage«, schreibt Clarissa Pinkola Estés in ihrem Buch *Die Wolfsfrau*, »die mit vollster Berechtigung zum Ausdruck gebracht wird, und zwar mit sämtlichen Feuerwerkssalven, die einer Frau zur Verfügung stehen.«[60]

• • • •

Was passierte also, als ich an diesem verregneten Abend endlich nach Hause kann? Mein Mann weiß noch, dass er tatsächlich gespült und das Bett gemacht hatte, was selten vorkam. Vor allem erinnert er sich aber an die Heftigkeit meiner Gefühle. »Ich musste mich in meinem Arbeitszimmer verstecken, bis du dich beruhigt hattest.« Ich erinnere mich an das goldene Licht der Küchenlampe und die Luft, die tausendfach funkelte. Ich glich weniger einer schimpfenden Lehrerin als einer Staatsanwältin, die die Missetaten des Angeklagten aufzählte. Hielt er es für meine Aufgabe, ihm hinterherzuräumen? Glaubte er, weil ich eine Frau war, müsse ich mich um den Katzendreck kümmern? War es zu viel verlangt, die verdammte Schublade zu schließen, wenn er eine Gabel herausgenommen hatte, die Toilette abzuziehen und nicht in den Spülstein zu spucken? Ich kam mir wuchtig vor, als ich ihn anschrie, als wäre ich größer und breiter, als ich es tatsächlich bin. Mein Mann floh tatsächlich in sein Arbeitszimmer, aber in meiner Erinnerung trieb ich ihn durchs Wohnzimmer und den Flur hinunter, nicht mit meinem Körper, sondern mit meinem Geist. Ich war weder ein Gespenst noch eine Hexe oder ein Medium. Auch kein junges Mädchen in einem blutgetränkten Ballkleid. Nein, ich war ich selbst, in meiner alten Jeans und meinem Lehrerinnenpulli, aber als ich sah, wie er sich in sein Zimmer verzog, erschien mir meine Wut wie eine telepathische Kraft. Kraft meines Willens, meiner eigenen Fähigkeiten, knallte ich die Tür zu.

7.

DER ALTE AFFE

Die *banja* lag an der Rue de la Sourdière in einer Touristenecke, in der Schürzen, Küchentabletts und Untersetzer mit dem Eiffelturm darauf verkauft wurden. Mike tat nach dem langen Flug der Rücken weh, deshalb hatte er das Badehaus im Internet herausgesucht. Wir hatten gelesen, dass sie auch Massagen und Salzpeelings anboten. Auf einem Foto neben der Liste mit den Leistungen strahlten Männer und Frauen mit roten Wangen in die Kamera wie Betrunkene bei einer Büroparty. Am schmiedeeisernen Türeinsatz der *banja* klebte ein Zettel mit einer Telefonnummer, die man anrufen sollte, um eingelassen zu werden. Eine kleine, dickliche Blondine stand vor der Tür und telefonierte mit ihrem Handy auf Russisch. Die Frau trug ein trägerloses schwarzes Kleid mit roten, blauen und goldenen Glitzerfäden. Zu ihrer Föhnfrisur war sie komplett geschminkt, obwohl es heiß war. Sie sah nicht aus, als wäre sie auf einen Saunagang und eine Massage aus.

Der Eingangsbereich war mit Kieferpaneelen verkleidet. Ein beruhigender Anfang, fand ich, wie in der *banja* zu Hause in Brooklyn. Wir folgten der kleinen Frau zum Empfangstresen, auf dem einzelne Matrjoschkas nach Größe geordnet nebeneinanderstanden. Eine zweite Frau, ebenfalls blond, aber deutlich größer, kam aus einem Hinterzimmer. Sie sah aus wie eine in die Länge gezogene Version der ersten Frau. Beide hatten blonde, schulterlange Haare, das gleiche Puppengesicht, die gleichen Augen, deren Blick distanziert und gleichzeitig unglaublich fröhlich wirkte. Die große Frau nickte der kleinen zu, die daraufhin im Hinterzimmer verschwand. Auf typisch französische Art küsste die große Frau meinen Mann auf beide Wangen. Sie trug einen kurzen roten Bademantel, und als sie mich küsste, spürte ich an meinem nackten Schlüsselbein ihre weichen Brüste.

Wäre ich nicht so verdutzt gewesen, hätte die Berührung vielleicht sexuell reizvoll gewirkt. Aber abgesehen davon, dass ich die Situation verwirrend fand, trat Sex für mich langsam, aber sicher in den Hintergrund, nachdem er mich dreißig Jahre lang in seinen Bann geschlagen hatte. Seine Signale waren früher so deutlich gewesen, jetzt erklangen sie so leise, dass ich sie kaum noch hörte.

Die große Frau ging hinter den Tresen und legte uns ein kopiertes Blatt in einer Plastikhülle vor. Unter dem Foto einer Frau stand: »50 Euro inklusive Sauna«. Bei ihrem männlichen Gegenstück waren 120 Euro angegeben. Ich fragte, warum es bei einem Mann so viel teurer sei. Die große Frau sah erst mich und dann meinen Mann an. Ich merkte, dass sie ihren ersten Eindruck von uns gerade revidierte. »Weil es für einen Mann ist«, antwortete sie.

In der dunklen Sauna breiteten wir unsere Handtücher auf dem heißen Holz aus. Wir trugen Badesachen, was die große Frau sichtlich amüsierte. »Was ist das hier für ein Laden?«, fragte ich. Mike lachte und sagte: »Ich habe keine Ahnung.« Nach so vielen Jahren als Investigativreporter war er absurden Situationen gegenüber abgestumpft. Er reckte einen blassen Arm nach oben, dann bog er ihn hinter den Rücken und dehnte sich. Die Hitze tat ihm gut. Ich fragte: »Glaubst du, das ist ein Massagesalon?« Er wiederholte die Bewegungen mit dem anderen Arm, seine Brille war vollkommen beschlagen. »Könnte sein«, sagte er. »Willst du lieber gehen?« Ja, wollte ich. Aber es war mir auch peinlich. Wir gaben gerade richtig trottelige amerikanische Touristen ab. Außerdem konnte ich kaum fassen, dass es ein Massagesalon sein sollte. Solche Orte kannte ich nur aus meiner Phantasie, und jetzt tatsächlich hier zu sein, erschien unwirklich und gleichzeitig unheilvoll. Die Tür wurde geöffnet, und ein nackter Mann kam herein. Eine kräftige Fettschürze umgab seine Mitte. Darunter hingen wie Kokosnüsse in Nylon seine schweren Genitalien. Er setzte sich in eine Ecke und starrte Mike und mich an, als hätte er noch nie Menschen gesehen.

Die Kunstkritikerin Catherine Millet beschreibt in *Das sexuelle Leben der Catherine M.* Sex mit vielen Männern gleichzeitig in einer solchen Sauna in Paris: »Die Ruten präsentierten sich mir auf Augenhöhe, ich konnte lutschen und blasen und dabei mit den Händen zwei Schwänze gleichzeitig wichsen.«[61] Diese Szene aus einer Orgie überlagerte sich mit unserer unangenehmen Situation. Sollte jetzt etwas passieren, und wenn ja, was? Mir wurde heiß, und nicht nur wegen der Luft, die aus dem Metallkasten in der Ecke strömte, in der künstliche Kohlen glühten. Ich spürte schon die Aura vor einer Hitzewallung. Die Wirklichkeit trieb davon wie ein verlorenes Stück Außenhaut eines Raumschiffs, dann stieg die Hitze auf wie das Glimmen einer Zündschnur. Mike hatte eine Massage nachdrücklich abgelehnt, aber ich hatte mich gedrängt gefühlt und neben der Sauna auch die Massage gebucht. Jetzt wollte ich alles nur noch so schnell wie möglich hinter mich bringen.

Ich stand auf, sagte, ich würde mich jetzt massieren lassen, und schlüpfte aus der heißen Sauna. Ich ging zum Empfangstresen, wo die große blonde Frau ein Taschenbuch las und Technomusik hörte. Die kleine Frau trug mittlerweile den kurzen roten Bademantel der *banja*, saß an die Wand gelehnt auf dem Boden und telefonierte immer noch mit dem Handy. Ihre Zehennägel waren neonorange lackiert. Ich sagte, ich sei jetzt bereit für die Massage. Die große Frau sah mich an, als wüsste sie nichts mehr von dem Geld, das den Besitzer gewechselt hatte. Doch dann grinste sie bis über beide Ohren. Sie sagte schroff etwas auf

Russisch. Sofort sprang die kleine Frau auf und eilte den Gang hinunter. Sie zog ihren Bademantel aus und hängte ihn an einen Haken. Ihr Körper war nicht schlank, aber jung und reizvoll. Ihre Brüste schaukelten leicht, ihre Brustwarzen waren groß und geschwollen, und zwischen ihren Beinen war kein einziges Haar, nur ein Spalt in dunklem, körnigem Rosa. Mit einem Ruck öffnete sie die Tür der Sauna und verschwand darin.

••••

Ihr Körper erinnerte mich an den ersten Menschen, den ich, abgesehen von meiner Familie, nackt gesehen hatte. Nach einem Kinobesuch und einer Pizza bei Pizza Hut lagen mein Highschool-Freund und ich auf einer karierten Decke unter einem gelben Schulbus, der auf dem Parkplatz einer Baptistenkirche stand. Nachdem wir eine Stunde lang herumgemacht hatten, ragte unterhalb seiner Taille etwas Zuckendes, Rosafarbenes auf. Der Schwanz schien nicht zu seinem Körper zu gehören, er wirkte plump und unfertig, wie ein länglicher Klumpen Ton.

Man sollte meinen, weil ich in den Siebzigern aufwuchs, wären wenigstens einige Vorteile der sexuellen Revolution auch in mein Leben vorgedrungen. Aber das stimmt nicht. Die freie Liebe gab es im Fernsehen, sie war weit weg und wurde von meiner Mutter permanent verunglimpft. Ich weiß noch, wie fasziniert ich von John Denver, Bobby Sherman und den Füßen meiner besten Freundin Mandy Messner in weißen Spitzensöckchen war. Und von prasselndem Regen, einem Bett aus Moos, Schaumbädern. Von Masturbation hatte ich gehört, aber nur als etwas, das Jungs taten. Ich glaube, ich wusste nicht, dass Frauen sich auch stimulieren und zum Höhepunkt bringen können. Sex spielte sich außen ab, nicht innen. Sex war etwas, das ein Mann anfing, nichts, was in einem selbst lag. Wenn ich überhaupt an meine Vagina dachte, dann als Leerstelle, als Leere. Ich war wie die Puppen, mit denen ich als Kind spielte – hätte man mich aufgerissen, wäre da nichts gewesen, nur ein Loch, ein hohler Raum.

Meine Sexualität entwickelte sich im Dunstkreis der überbordenden Negativität meiner Mutter. Wie vielen Frauen hatte man auch ihr in den 1950er-Jahren, bevor Sex vor der Ehe durch die Pille einen Teil seines Risikos verlor, eingetrichtert, dass unehelicher Sex Frauen zugrunde richten konnte, dass man Lust unterdrücken musste, dass nur Schlampen Sex genossen. Freie Liebe verwirrte und ängstigte sie. Bei unserem einzigen Gespräch über Sex sagte sie mir, Geschlechtsverkehr sei widerlich, das Sperma würde einem an den Beinen herunterlaufen. Wenn ich abends nach der verabredeten Zeit nach Hause kam, wenn ich ein Oberteil trug, das zu viel Dekolleté oder Bauch zeigte, oder meine Shorts die Schenkel nicht weit genug bedeckten, brachte die Konfrontation mit meiner jugendlichen Sexualität meine Mutter zum Ausrasten.

Ihre Negativität hielt mich nicht davon ab, Sex zu haben, aber sie sorgte lange dafür, dass ich ihn nicht genoss. Nachdem ich meine Jungfräulichkeit verloren hatte, schloss ich mich im Badezimmer der Wohnung ein, die sich mein Collegefreund mit zwei anderen teilte. Ich hatte meine Eltern belogen, ich würde bei einer Freundin übernachten, und war zwei Stunden auf dem Highway gefahren, um ihn zu sehen. Solche Unehrlichkeiten waren neu für mich. Ich fühlte mich benommen. Weinend klammerte ich mich an die Toilette und erbrach mein Abendessen und schließlich gelbe Galle. Ich weiß noch, dass der Duschvorhang an den letzten paar Haken hing und am unteren Saum von schwarzem Schimmel überzogen war, der wie Spitze aussah. Was hatte ich getan? Ich hatte einen Keil zwischen mich und meine Mutter, meine ganze Familie getrieben, gewaltsam und unabänderlich, und war in den Strom von etwas Größerem eingetaucht, das ich niemals würde kontrollieren können. Ich wusste, welche überwältigende Macht Sex besaß. Ich kannte sein kopflos machendes Chaos: »Was ein Mensch an Verlorenem, an Tragischem besitzt«, schreibt Georges Bataille, »dieses ›blendende Wunder‹, kann nur noch in einem Bett gefunden werden.«[62] Mein Freund versuchte, mich aus dem Bad zu locken, aber ich schlief auf dem Boden ein. Als ich aufwachte, fiel mattes Licht durch das Milchglasfenster, und mein Freund sagte hinter der verschlossenen Tür wieder meinen Namen.

Ich will mich hier nicht auf Männer oder meine Beziehung zu ihnen konzentrieren, sondern auf die Geschichte dieses Körpers, meiner Beine, meiner Arme, meines Mundes, meiner Scheide. Was er wollte, welche Angst er empfand, dass er unaufhaltsam weiterging, dass er manchmal feige und manchmal mutig war.

Erst im Sommer nach dem College, als ich mich endlich selbst berührte und Phantasien abseits der körperlichen Realität des Geschlechtsverkehrs entwickelte, verbesserte sich mein Sexleben. Das erste Mal zu masturbieren war für mich das Gegenteil von dem Schrecken über den ersten Schwanz, den ich gesehen hatte, noch dazu unter einem Bus, oder der Angst davor, meine Jungfräulichkeit zu verlieren. Ich hütete in Washington, D. C., für jemanden das Haus und zappte durch die Kanäle, bis ich bei einer Frau in einem durchsichtigen Kleid hängen blieb. Sie hatte beide Hände zwischen ihre Beine gepresst, hinter ihr waberten Farben wie in den psychedelischen Montagen in Filmen aus den Sechzigern. Blut strömte in meinen Unterleib, und meine Muskeln spannten sich unwillkürlich an wie beim Fummeln. Ich steckte mir eine Hand zwischen die Beine. Nach kurzem Reiben kam ich, ich zappelte wie ein Spielzeug zum Aufziehen.

Durch die Beziehung zu meinem Körper lernte ich seine Nuancen kennen und wurde mit meiner sexuellen Seelenlandschaft vertraut. Ich empfand beim Sex weniger Stress. Wenn ich in Gedanken zum Teil woanders war, konnte ich seltsamerweise leidenschaftlicher und aktiver werden. Als ich mit meinem späteren ersten Ehemann frisch zusammen war, schliefen wir jede

Nacht miteinander. Ich weiß noch, wie sich tagsüber der Druck zwischen meinen Beinen aufbaute und wie mein späterer Mann und ich abends auf der scheußlichen Matratze eines Schlafsofas vögelten. Sex war die erste Macht, die meinen Tagen einen Rahmen gab, die das Narrativ meines Lebens ordnete. Wachsendes Verlangen, gestillte Begierde, immer wieder, Tag für Tag.

Die Stunden auf diesem Schlafsofa sind von mehr Wärme erfüllt als all meine anderen sexuellen Erinnerungen, es fehlte einfach nichts. Es ist schon ironisch, dass ich mich in den Momenten, in denen ich mich sexuell am meisten verausgabte, in denen mir buchstäblich schwindlig vor Lust war, so geborgen und sicher fühlte wie noch nie. Ich fühlte mich erfüllt, warm, entgrenzt. Ich wusste nicht, wo mein Körper aufhörte und der meines späteren Mannes begann. Romantische Bindungen nutzen dieselben Nervenbahnen und Chemikalien wie die Bindung zwischen Mutter und Kind. Beides wird durch Oxytocin befeuert, auch die neurologischen Abläufe sind identisch. Diese langen Samstagnachmittage, an denen ich das Bett nur verließ, um zu pinkeln oder eine Suppe warm zu machen, riefen in mir meine frühesten genussvollen Erinnerungen wach: das wunderbare, benommene Gefühl, die warme Haut meiner Mutter zu spüren.

••••

Um auf Paris zurückzukommen: Die große Frau in dem roten Bademantel sagte, ich solle sie Katrina nennen, und zog einen Samtvorhang beiseite. Ich betrat einen Kellerraum mit einer gewölbten Decke, der aussah, wie man sich die Zelle eines Mönchs in einem Schauerroman vorstellt. Schummriges, Licht, feucht, in der hinteren Ecke ein Tisch mit etwas darauf, das ich erst für eine Peitsche hielt, dann aber als schwarzes Verlängerungskabel identifizierte. Um hierherzugelangen, war ich Katrina eine schmale Wendeltreppe hinunter zu einem langen, dunklen Flur gefolgt, in dem es deutlich nach Sperma roch. Bei diesem Geruch musste ich an den alten Mann denken, den ich bei meinem einzigen Besuch in einem New Yorker Sexclub gesehen hatte. Ich hatte ihn die ganze Zeit beobachtet, wie er in einer Windel und Häschenschlappen im Schwarzlicht umherirrte wie ein verlorenes Kind.

Über dem Kamin hing ein großes Schwarz-Weiß-Foto von einer nackten Frau. Sie war dünn, die Augen hinter ihrer Federmaske wirkten leer. Das Poster hatte sich leicht verzogen, und an einer Ecke prangte ein, so hoffte ich, Wasserfleck. Erst als ich das Foto sah, gestand ich mir endlich ein, dass ich an einem Ort war, an dem Frauen Sex gegen Geld anboten.

Katrina forderte mich auf, meinen Badeanzug auszuziehen und mich bäuchlings auf den Tisch zu legen, und ging hinaus. Ich hörte, wie sie den Flur entlangging, ihre Schritte wurden leiser. Ich zog meinen Badeanzug aus, krabbelte auf den Massagetisch und legte mich bäuchlings hin, das Gesicht in der Aussparung. Ein Handtuch, das nicht besonders sauber wirkte, legte ich notdürftig über meinen nackten Hintern. Worauf zum Teufel hatte ich mich hier eingelassen? Auf diesem Tisch fühlte ich keinen Funken sexueller Energie in mir. Vielleicht war ich zu nervös oder verlegen, aber meine Sexualität schien irgendwo verschüttet oder komplett verloren gegangen zu sein.

Mein stürmisches Sexualleben von früher erscheint mir mittlerweile fast unvorstellbar. Als meine erste Ehe zerbrach, ich war Ende dreißig, hatte ich ein paar Monate lang fieberhaft Sex. Ich hatte mein Leben in Trümmer gelegt und mich wie eine durchgedrehte Überlebende in ein Bett nach dem anderen gerettet. Die Begegnungen waren ebenso heftig wie kurz: ein Mann, der hinter mir kniete und tief eindrang; ein Freund, der zum Liebhaber wurde und mir ins Gesicht spritzen wollte. Es waren erotische Momente, aber sie waren auch flüchtig und ohne jede echte Verbindung, wie Perlen, die von einer zerrissenen Kette gefallen sind. Ich stürzte mich auf andere Körper, um das Leben neu zu entfachen, doch auf diese Art konnte nichts Neues entstehen.

In dieser Zeit, nach dem Ende meiner ersten Ehe, entwickelte ich heftige Phantasien. Der Geschlechtsakt nahm beinah mechanische Züge an. Schwänze fuhren in rosige Löcher. Worte, die mich tagsüber verletzt hätten, hörte ich im Dunkeln nur zu gerne.

»Dein Loch in Ordnung?« *»Mein Loch?«* »Dein Kopf tut nicht weh?« Katrina meinte das Loch im Massagetisch, in das mein Gesicht gequetscht war. »Nein, alles gut«, sagte ich. Ich versuchte, geschäftsmäßig zu klingen und mich möglichst nicht zu bewegen. Damit wollte ich ganz klarmachen, dass ich eine normale Massage wollte, wie ich sie zu Hause in Brooklyn von einem rothaarigen Mann mit Vogeltattoo bekommen würde. Katrina bohrte mir an der Wirbelsäule entlang zwei Finger in den Rücken, wie ein Anfänger, der auf einem Klavier herumhämmert. Sie hatte ganz offensichtlich keine Ahnung vom Massieren, wenn es nicht erotisch sein sollte. Ich verstehe bis heute nicht, warum ich nicht aufstand und höflich sagte, ich hätte Magenschmerzen oder mein Kopf tue plötzlich weh. Ich wollte Katrina wohl nicht kränken. Ihr war die Situation auch merklich unangenehm, sie bemühte sich, freundlich zu sein, und fragte mich in gebrochenem Englisch, ob ich gestresst sei und wie lange ich nachts schlafen würde. Ich weiß nicht, ob sie mich für eine zügellose Hausfrau hielt, die auf Gruppensex in der Sauna aus war, oder für eine schicksalsergebene Ehefrau, die bei den schmutzigen Phantasien ihres sexbesessenen Manns mitspielte. Vielleicht hatte sie sich auch zusammengereimt, dass wir ihre Website falsch gedeutet hatten, und tat jetzt, als wäre alles normal, um nicht aufzufliegen. So langsam machte ich mir Sorgen darüber, was die kleine blonde Frau mit meinem Mann in der Sauna anstellte.

Ich überlegte, wann Mike und ich zuletzt miteinander geschlafen hatten. Es war mindestens einen Monat her, vielleicht länger. Bevor ich ihn kennenlernte, hatte ich in der traurigen

Zeit nach dem Ende meiner ersten Ehe regelmäßig gebetet: *Schick mir einen guten Mann, den ich lieben kann. Ich verspreche, dass ich es dieses Mal nicht versaue.*

Seit ich erwachsen geworden bin, war sexuelles Verlangen der wichtigste Orientierungspunkt in meinem Leben. Ohne dieses Gefühl kommt es mir oft so vor, als hätte ich den Faden verloren. Wenn ich eine Party besuche, erstelle ich keine Rangliste mehr, welche Männer ich am liebsten vögeln würde. Die Lust baut sich nicht mehr jeden Tag auf, bis meine Muschi kribbelt vor Erregung. Nicht, dass mein Mann nicht attraktiv wäre. Das ist er. Seine hellblauen Augen kommen durch seine graumelierten Haare noch schöner zur Geltung, und er hat wirklich hübsche Beine. Er ist selbstironisch und witzig. Trotzdem kommt es mir vor, als würde eine dicke Milchglasscheibe zwischen mir und meinem Verlangen stehen.

Auf dem Massagetisch spürte ich, wie Katrina einen Finger in meine Schulter bohrte. Ich fragte mich, ob mein Mann die ganze Zeit gewusst hatte, dass es ein Bordell war. Vielleicht hatte er den Besuch hier geplant, weil er mit einer anderen Frau schlafen wollte. Manchmal erzählten wir uns von unseren Phantasien, und ein paar von seinen haben an erotischen Orten wie diesem gespielt. Es tat mir leid, dass ich in letzter Zeit so unerreichbar gewesen war. Wenn meine Hitzewallungen kamen, holte mein Mann mir Eisbeutel aus dem Kühlschrank, und er ertrug die Temperatur in unserem Schlafzimmer – sowohl im Winter, wenn ich das Fenster öffnete, als auch im Sommer, wenn ich die Klimaanlage auf Hochtouren laufen ließ. Ich hatte mich verhalten, als wäre mein Körper ein Zimmer, in dem ich keine Unordnung wollte. Ich war auf Abstand gegangen. Bei unserer Reise nach Paris fühlte ich mich, als würde ich nicht genügen, als wäre ich aufgebraucht, wie bei einer Rolle Klebeband, wenn man das letzte Stückchen abzieht und keine Möglichkeit hat, alles ordentlich zu verpacken.

»Einmal umdrehen«, sagte Katrina. *Um-fallen* hätte es eher getroffen. Ich fühlte mich wie im freien Fall, wie Alice im Kaninchenloch, nur stürzte ich nicht an Uhren und Türen vorbei, sondern an Dildos und Handschellen. Ich stellte mir meinen Mann mit der kleinen blonden Frau vor, die in die Sauna gegangen war, sie war fast noch ein Mädchen, mit hübschen Brüsten und rosiger Haut, die in der Sauna heiß wurde. In meiner Vorstellung verbog ich sie wie Barbie und Ken zu einer Stellung nach der anderen. Das Schlimmste war, als ich näher heranzoomte und den dankbaren Ausdruck auf dem Gesicht meines Mannes sah.

••••

Seit ich in den Wechseljahren bin, werde ich in meinen eigenen Phantasien oft ausgeschlossen. Ich bin nicht mehr der begehrte Mittelpunkt des Geschehens, sondern nur noch Zuschauerin, die bestenfalls eifersüchtig ist und sich schlimmstenfalls niedergeschlagen und verraten fühlt. Mehrere Frauen in der Menopause haben mir erzählt, dass ihre Phantasien, in denen sie sich erniedrigen ließen, von Vorstellungen ihrer Partner mit jüngeren Frauen verdrängt wurden. »Früher hatte ich Vergewaltigungsphantasien, aber jetzt sehe ich vor mir, wie ich in ein Zimmer komme, in dem mein Mann auf dem Sofa sitzt und ein Mädchen im Collegealter breitbeinig auf ihm hockt«, sagte eine Frau. »Sie ist immer dünn und hat kleine, feste Brüste und dunkle Haare. Er hat eine Hand an ihren Hinterkopf gelegt und befingert mit der anderen ihren Anus.«

In ihrer psychoanalytischen Studie *Auf neue Weise fruchtbar* begleitet die Therapeutin Ann Mankowitz ihre Patientin Rachel durch die Wechseljahre. In ihren Träumen sieht Rachel ein ausgebranntes Haus. Der Verlust ihrer Fruchtbarkeit trifft sie wie ein Schlag: »Es war ein Schock; es kam ihr vor, als wäre sie aus einem tiefen Schlaf erwacht und hätte gemerkt, dass ein Teil von ihr tot war.« Während ihrer Behandlung berichtet Rachel von Phantasien, die Mankowitz als masochistisch bezeichnet. »Es war tatsächlich so, dass der Schmerz dieser Phantasien ihre sexuelle Befriedigung verstärkte.« Rachel sieht ihren Mann als wollüstigen Alten und sich selbst als junges Mädchen. »Manchmal stand sie ihm in seiner Lüsternheit nicht nach, manchmal widerstand sie ihr – während die Matriarchin mittleren Alters in ihr voll erregender Eifersucht zusah.« Besonders verstörend waren für Rachel die Phantasien, in denen sie selbst ausgeschlossen blieb und »keinen Part in dem erotischen Gespann spielen durfte.«[63]

Vielleicht ist es pervers, wenn ich mich an der Vorstellung hochziehe, betrogen zu werden. Mag sein. Aber ich bin sicher nicht die einzige Frau, die mit erotischen Phantasien belegt, was sie verletzt. In ihrem Buch *Die geheimsten Gedanken der Frauen* halten die Sexualtherapeutin Wendy Maltz und die Journalistin Suzie Boss fest, dass viele der befragten Frauen traumatische Erlebnisse sexualisiert hatten.[64] Eine Frau fertigte eine Skizze ihrer gewalttätigen Phantasien an und erkannte dabei, dass sie das Schlafzimmer zeichnete, in dem ihr Großvater sie missbraucht hatte. Die Phantasien einer anderen Frau drehten sich um einen älteren Mann, der Sex mit einem jungen Mädchen hatte; die Figuren waren immer wieder unterschiedlich, aber die Situation glich der, in der ihr Onkel sie missbraucht hatte.

Diese Frauen erotisieren ein frühes Trauma, ich ein fiktives. Unsere Fähigkeit, beim Anblick von beinahe allem, was auch nur entfernt sexuell ist, feucht zu werden, könnte sich Wissenschaftlern zufolge evolutionär durchgesetzt haben, um uns vor Verletzungen und Infektionen zu schützen. Ich vermute, dass Phantasien ähnlich, nur eben auf emotionaler Ebene als Bewältigungsmechanismus fungieren, der uns erlaubt, besonders furchteinflößende Dinge in unsere Vorstellung einzubinden, zu entschärfen und zu erotisieren.

Celia, die auf die fünfzig zuging, sorgte sich um die Anziehungskraft ihres eigenen Körpers. Sie erzählte mir, sie sei oft von jüngeren Frauen wie besessen. Ein jüngerer Freund vertraute Celia an, die Vagina seiner Frau sei so eng, dass sie Probleme beim Geschlechtsverkehr hatten. In den Wochen danach drehten sich Celias Gedanken unwillkürlich um Männer, die junge Frauen mit engen Vaginen vögelten. Die Vorstellung, Enge zu spüren, entwickelte für sie einen enormen Reiz, doch nachdem sie zwei Kinder geboren hatte, konnte Celia sie selbst nicht empfinden. Sie hatte das Gefühl, die Phantasie sei ein Zeichen mangelnder Selbstachtung. Celia versuchte, die Bilder aus ihrem Kopf zu bekommen, aber sie zogen sie wie ein Magnet immer wieder an. Sie googelte sogar »wie wird man eine ungewollte Phantasie los«, fand aber wenig Hilfreiches. Die Lösung kam am Ende aus einer unerwarteten Richtung: Schwulenpornos. »Es gab nur Schwänze«, erzählte sie mir, »keine einzige Muschi.« Bei Celia wirkten die Pornos wie ein Reset-Knopf. Männern beim Sex zuzusehen war wie ein geschmacksneutralisierendes Sorbet als Zwischengang, um ihre Obsession mit Männern und ihren Partnerinnen mit engen Muschis abzulegen und ihren eigenen Körper wieder in den Mittelpunkt ihrer Phantasien zu rücken.

••••

Der Verstand und erotische Vorstellungen, ineinander verschachtelt wie Matrjoschkas, sind das eine, aber es gibt auch noch den Körper. In den Wechseljahren wird die Vagina medizinisch und sexuell kritisch beäugt. Zum ersten Mal seit der Jungfräulichkeit wird ihrer körperlichen Verfasstheit so viel Aufmerksamkeit zuteil. Wie Brüste ist die Vagina ein intimer Teil des Körpers, und doch wird öffentlich über sie geurteilt. Ich erinnere mich noch daran, dass mir meine Mutter einmal mit vor Empörung bebender Stimme von einem Mann erzählte, den sie im Fernsehen gesehen hatte. Er hatte vor einem Stripclub in der Schlange gestanden und gesagt: »Ich versteh nicht, was der ganze Wirbel um die Dinger soll. Sie sehen aus wie Austern und riechen auch so.« Seine Bemerkung sollte das herabwürdigen, was so viel Macht über ihn besaß. Vaginen sind etwas Körperliches und zugleich Metaphysisches. Unsicheres Terrain. Eine Schwelle, die nicht in der Backsteinmauer eines Bahnsteigs oder der Rückwand eines Kleiderschranks existiert, sondern in unserem eigenen Körper.

Ich dachte, der Ursprung des Wortes *Vagina* könnte einen Hinweis auf ihre Veränderlichkeit geben, auf ihre Stellung als Weg zu neuem Leben. Aber ich lag falsch. Das Wort *Vagina* stammt vom Lateinischen *vagina* ab, was »Schwertscheide« bedeutet. Von der unglaublichen Menge geschmeidiger Muschis in der Pornographie fühlte ich mich oft unter Druck gesetzt. Von ihrer Offenheit. Ihrer samtenen Willigkeit. Eigenschaften, die kulturell gesehen die ideale Möse definieren. Frauen haben sich dagegen oft ein selbstbestimmteres, aktiveres Organ gewünscht. In William Faulkners Roman *Die Freistatt* stellt Temple Drake sich vor, ihre Genitalien würden aggressiv werden: »Ich dachte, sie hätte vielleicht lange spitze Dornen, und er würde es erst merken, wenn es zu spät war.«[65]

Als Mädchen fand ich die Vorstellung einer *vagina dentata*, einer Vagina mit Zähnen, tröstlich. Als ich mir des Lochs zwischen meinen Beinen und der rosigen Lippen bewusst wurde, fragte ich mich, ob meine Vagina eines Tages wie mein Mund sprechen würde. Geschichten über eine *vagina dentata* werden meist als männliche Kastrationsängste gedeutet. Bei den Maori gibt es eine Sage über den listigen Halbgott Māui, der sich in einen penisähnlichen Wurm verwandelt. Als er in den Körper der Göttin der Nacht Hine-nui-te-pō kriechen will, wacht sie auf und beißt ihn mit den Obsidianzähnen in ihrer Vagina. In einer anderen Geschichte, die ein Geistlicher zur Zeit der Inquisition festhielt, besaß eine Hexe eine Holzkiste mit den Penissen, die ihre Vagina abgetrennt hatte. Die Penisse rumorten laut in der Kiste und verlangte nach ihrer täglichen Ration Getreide.

Eine Vagina mit Zähnen gehört natürlich einem männermordenden Miststück. Aber wie Tina Fey schon sagte: Miststücke bringen's. Im Brooklyn Museum, gut einen Kilometer von meinem Haus entfernt, evoziert Judy Chicagos Installation *The Dinner Party* an einem großen dreieckigen Tisch die Vaginen von neununddreißig wichtigen Frauen der Geschichte, von Susan B. Anthony, der Königin der Tafel, deren eiförmiges Loch schwarz ist, bis zu Virginia Woolf, deren Labien wie fleischige Blütenblätter die Steine umschließen, die sie sich in die Taschen steckte, um sich zu ertränken.

Chicagos Vaginen machen ähnlich wie die Bösewichter in Horrorfilmen einen etwas durchgeknallten Eindruck. Es sind gewaltsame Fortpflanzungsorgane, von denen einige sogar Zähne aus Kaurimuscheln haben. Doch ob sie Zähne haben oder nicht, ist im Grunde egal, weil diese Darstellungen fernab von jeder pornographischen Fickbarkeit sind. Hilton Kramer, der verstorbene Kunstkritiker, bezeichnete *The Dinner Party* als »misslungene, schlechte Kunst«, die von »katastrophalem Geschmack« zeuge. Ich wette, er hat im Gegensatz zu mir nie in einem Geburtsvorbereitungskurs gesessen, in dem ein werdender Vater fragte, ob die Vagina seiner Frau nach der Schwangerschaft wieder so eng werden würde wie vorher. Aber ich wünschte, er hätte die Antwort der Kursleiterin hören können, die klang wie ein Kommentar von Chicago. »Nein«, sagte sie, »aber bis dahin bist du hoffentlich erwachsen genug, um damit umzugehen.«

••••

Vaginen sind nicht starr. Sie sind formbar und elastisch, während der Geburt dehnen sie sich zu einem Mehrfachen ihrer normalen Größe. Nach der fruchtbaren Phase verändert sich die Vagina wieder. Die Wand kann dünner und die Vagina trockener werden. Das Alter beeinflusst zwar die physische Beschaffenheit der Vagina, aber nicht die biologischen Abläufe bei Erregung.

Lustgefühle setzen immer noch Dopamin frei, Kapillaren in den Genitalien schwellen immer noch durch stärkeren Blutfluss an, und der Bereich des Gehirns hinter dem linken Auge, der für logisches Denken und Selbstbeherrschung zuständig ist, stellt die Arbeit vorübergehend ein. Blut und elektrische Impulse strömen in das Kleinhirn und den präfrontalen Kortex. Zellen stoßen Oxytocin aus, was zu einer Kontraktion der Beckenbodenmuskulatur führt, gefolgt von Kontraktionen der Gebärmutter und Vagina. Es wurde nie schlüssig nachgewiesen, dass ein sinkender Hormonspiegel sexuelle Lust in irgendeiner Weise beeinträchtigt. Trotzdem klagt medizinischen Studien zufolge fast die Hälfte aller Frauen in den Wechseljahren über eine geringe Libido. Der medizinische Fachbegriff für diesen verminderten Sexualtrieb lautet Hypoactive Sexual Desire Disorder (HSDD). Faktoren wie Depression und Erschöpfung machen Frauen dafür anfällig. Die häufigste Gemeinsamkeit zwischen Frauen mit HSDD ist allerdings, dass sie einen Partner haben.

Als ich um die fünfzig war, fühlte ich mich beim Eindringen so ausgefüllt und eng wie zuletzt bei meinen ersten sexuellen Begegnungen als Teenager. Selbst mit Gleitmitteln war der Geschlechtsverkehr unangenehm; ich fühlte mich in die Anfangszeit meines Sexuallebens zurückversetzt, bevor Sex normal wurde, als er noch ein wenig schmerzhaft und sehr seltsam war.

Orgasmen sind zwar nicht seltener geworden, doch sie lösen andere Empfindungen aus. Die Klitoris verbreitert sich von dem kleinen Knubbel, der Glans, zu einem größeren empfindlichen Gewebe, dem Schaft. Von dort strecken sich zwei Schwellkörper mit Dutzenden bindfadendünnen Ausläufern daran in den Körper. Die Klitoris gleicht einem Sternbild, das sich wie ein Fischgerippe vor dem Uterus auffächert. In den Wechseljahren variieren Höhepunkte sowohl in ihrer Dauer als auch ihrem Verlauf. Manche Sterne strahlen hell, andere flackern auf, und einige wenige erlöschen ganz.

In Chatrooms für wechseljahrsgeplagte Frauen lautet die häufigste Klage, dass die Penetration schmerzt. »Ich leide unter einer geringen Libido und Scheidentrockenheit, da ist Sex alles andere als schön«, schrieb eine Frau. Eine andere bemerkte ein Brennen: »Es fühlte sich an, als würde meine Vagina reißen, wie bei einer Geburt.« Eine alte Freundin erzählte mir, sie habe Schmerzen beim Sex und würde jetzt den Ausdruck »eheliche Pflichten« verstehen. Eine andere fand es unvorstellbar, dass sie es genießen könnte, wenn ein Penis in sie eindrang. »Wenn alte Leute es machen«, sagte sie, »dann wüsste ich gerne, wie.« Eine Gynäkologin, mit der ich sprach, sagte mir, es gehe ihren Patientinnen gar nicht darum, den Geschlechtsverkehr zu genießen, er sollte nur nicht wehtun. Die Frauen würden ihren Männern spontane Feuchtigkeit und Geschmeidigkeit »schenken« wollen, auch wenn sie dafür Medikamente nehmen müssten.

Die Psychologin Lisa M. Diamond schrieb in ihrem Buch *Sexual Fluidity* von 2009, dass Pharmaunternehmen fieberhaft nach einem Mittel gegen HSDD suchen, »aber je mehr wir über weibliche Lust lernen, desto deutlicher wird es, dass sie auf einem komplexen Zusammenspiel aus biologischen, psychologischen, zwischenmenschlichen und Umweltfaktoren beruht«. Diamond berichtet, dass »der Beziehungskontext für Frauen besonders wichtig zu sein scheint, einige behandelnde Ärzte sind sogar dafür, die Beschreibung ›geringer Sexualtrieb‹ durch ›Libido-Diskrepanz‹ zwischen Partnern zu ersetzen. Immerhin«, schreibt sie, »erscheint die Libido einer Frau vielleicht nur als gering, wenn ihr Partner sich öfter Sex wünscht als sie. Wenn das stimmt, wer hat dann das Problem?«[66]

Auch Frauen, zumindest heterosexuelle Frauen, bevorzugen den Vaginalverkehr. Das weiß ich, weil das Vögeln die meiste Zeit meines Lebens den Mittelpunkt meines sexuellen Universums bildete. Für mich strebte der ganze Akt mit allen leidenschaftlichen Ausbrüchen auf die Penetration zu. Ich mochte

Oralsex, empfand ihn aber nur als Appetithappen, nicht als Hauptgang. Das war der Schwanz tief in mir, das Zucken, das ich spürte, der warme Erguss und dann sofort der eigene Höhepunkt. Der gemeinsame Orgasmus war für mich wie eine Brücke, als würde er eine greifbare Verbindung zwischen mir und meinem Partner herstellen. Ich will gar nicht leugnen, dass ich tiefen, euphorischen Genuss empfand. Aber ich weiß auch, dass ich die Penetration zum Teil deshalb als wichtigsten Teil ansah, weil es in unserer Kultur verankert ist. Ich wollte fickbar sein. Außerdem hatte ich einen Hang zu mürrischen, verschlossenen Männern, denen man am besten durch Geschlechtsverkehr näherkam, und das kulturelle Ideal des gemeinsamen Orgasmus war der sicherste Weg, diese Verbindung herzustellen.

Dann trat mein zweiter Mann in mein Leben, Mike mit den schmalen Hüften und dem komischen haarigen Leberfleck am Handgelenk. In unserer ersten gemeinsamen Nacht folgten wir dem vertrauten Ablauf beim Sex, der zur Penetration führt, doch als sich unsere Körper verbanden, spürte ich bei ihm eine gewisse Flaute. Nicht, dass der Akt ihn gelangweilt hätte, es war eher eine erregte, aber neutrale Phase. Ich versuchte mit meinen Hüften, meinem Gewicht, meinem Mund, den Funken in ihm zu entfachen, ich wollte, dass wir unsere Energie auf den Höhepunkt richteten. Stattdessen löste er sich von mir, und wir versuchten es mit anderen Positionen. Zuerst war ich verwirrt. War etwas an mir nicht in Ordnung? Oder an ihm? Nach einem Monat fragte ich ihn, ob er penetrativen Sex nicht mochte. Er wirkte überrascht. »Ich finde ihn großartig«, sagte er, »aber andere Sachen finde ich genauso großartig.«

Lange empfand ich das als frustrierend und war sogar ein wenig verbittert deswegen. Zu Beginn unserer Beziehung warf er mir mehrmals vor, ich würde mich beim Sex ausklinken. Er hatte recht. Wenn das eigentliche Vögeln nicht im Mittelpunkt stand, war ich enttäuscht und schaltete als passiv-aggressiven Protest innerlich ab. Mit der Zeit merkte ich allerdings, dass ich nicht weniger, sondern mehr Lust verspürte als in meinem früheren phallozentrischen Sexualleben. Als noch mehr Jahre vergingen und meine Menopause mit ihren sexuellen Veränderungen begann, wurde mir klar, wie viel Glück ich hatte, dass die Penetration nicht mehr eine so zentrale Rolle einnahm.

••••

Manche Frauen helfen beim Geschlechtsverkehr mit Gleitmitteln oder Hormonbehandlungen nach. Andere erweitern ihre Definition von körperlicher Zuneigung. Eine kleine, aber enthusiastische Gruppe hat gar keinen Sex mehr. Für diese Frauen bedeutet die Enthaltsamkeit Freiheit. Eine sagte: »Viele Männer in meinem Alter konnten ihr Leben lang bestimmen, wo es langgeht – und ich will niemanden, der sich aufführt, als könnte er über mich bestimmen. Für meine Selbstständigkeit verzichte ich gerne auf meine Libido.« Eine andere Frau erzählte mir, sie würde gelegentlich masturbieren, aber nie an Sex denken. »Zwischen vierzig und fünfzig fand ich die Vorstellung beängstigend, nicht mehr daran zu denken; es schien mir, als würde ich etwas Wichtiges verlieren. Jetzt bin ich einfach nur erleichtert.«

Susan, eine fünfundfünfzigjährige Künstlerin und zweifache Mutter, berichtete mir, sie habe sich nach und nach vom Sex entfernt. »Es passierte einfach mit der Zeit, ohne dass mein Mann oder ich darüber reden wollten. Ganz von selbst.« Für Susan war Sex anstrengend geworden. »Er kam mir vor wie eine Pflichtübung, bloße Routine. Und wenn ich nicht in Stimmung war, tat es weh.« Jetzt fühlt sie sich, als wäre eine Last von ihr genommen. »Es ist jetzt viel besser, ich muss kein schlechtes Gewissen haben und mich nicht entschuldigen, weil es nicht erwartet wird.« Susans Verbindung zu ihrem Mann geht über das Körperliche hinaus. »Wir empfinden immer noch dasselbe füreinander, auch wenn wir nicht mehr miteinander schlafen. Es gab eine Zeit für Sex, und vielleicht ist jetzt die Zeit für andere Dinge gekommen.«

In einer sexversessenen Gesellschaft wird kaum eine Form der Sexualität so abschätzig betrachtet wie die Enthaltsamkeit. Wenn sie als Zölibat oktroyiert wurde, kann sie katastrophale Folgen haben, aber nach einem langen Sexualleben sieht ein kleiner, aber zufriedener Prozentsatz von Frauen sie als Ausweg aus der sexuellen Tretmühle an. In ihrem Buch *A History of Celibacy* beschreibt Elizabeth Abbott die Enthaltsamkeit als eine Möglichkeit, viele Menschen zu lieben, ohne jemandem untreu zu sein. Abbott verweist auf die seit Langem bestehende Verbindung zwischen der Enthaltsamkeit und der Spiritualität und führt als Beispiel die Pythia in Delphi an, eine Priesterin, die mindestens fünfzig Jahre alt sein und streng zölibatär leben musste. »Apollo konnte nicht in einen Körper fahren, der von sexueller Lust versperrt wurde.« Letztlich erzeugt ein enthaltsames Leben keine Göttlichkeit, aber inneren Frieden. »Unsere Erotik hängt nicht nur an heterosexuellem Geschlechtsverkehr und Fortpflanzung«, schreibt Abbott. »Wir können unsere Sexualität zurückerobern, ohne die Welt auf den Kopf zu stellen; durch Enthaltsamkeit und Masturbation können wir unsere Sexualität selbst definieren und uns Befriedigung verschaffen.«[67]

Für die meisten Frauen, mit denen ich gesprochen habe, kam Enthaltsamkeit allerdings nicht infrage, sei es wegen ihrer eigenen Lust, der ihrer Partner oder beidem. Einige genießen den Akt nicht und fühlen sich gedrängt, sich zu fügen, aber mehr Frauen haben ihre Definition von Sexualität mit der Zeit weiter gefasst. »Mit dem Alter ist bei mir die Erkenntnis gekommen«, berichtete mir eine Frau, »dass jeder Körper anders ist, dass die Medien uns ein verzerrtes Bild davon gezeigt haben, wie Körper tatsächlich aussehen, und dass die meisten Männer schon begeistert sind, wenn eine nackte Frau in ihrem Bett liegt.« Eine andere Frau hat ihrem Partner beigebracht, einen Vibrator zu benutzen, und damit »eine ganz neue Welt« betreten, wie sie es beschreibt. Viele entdecken recht spät neben dem Vaginalverkehr andere sexuelle Praktiken für sich. Eine allein lebende Stylistin empfindet ihre Sexualität seit den Wechseljahren als intensiver. Sie probierte Analsex aus und begann, sich mit jüngeren, sexuell weniger konservativen Männern zu verabreden. Durch diese Männer erkannte sie, dass sie noch attraktiv war. »Vielleicht auf eine andere Art als mit zwanzig oder dreißig, aber das macht nichts«, sagte sie. »Die sexuelle Anziehungskraft von Frauen hat verschiedene Phasen. Man muss nicht aussehen, als wäre man zwanzig, oder sich Botox spritzen lassen. Bei Sexualität geht es um mehr als oberflächliches Aussehen.«

Sogar Mercedes, meine sexuell abenteuerlustigste Freundin, zweiundfünfzig und Stoffdesignerin aus San Francisco, lässt es ein wenig langsamer angehen: »Diese Nachmittage, an denen mein Körper nach Sex gegiert hat, gibt es nicht mehr.« Als ihre Tochter klein war, meinte Mercedes, sie müsse sich zurücknehmen, aber seit ihre Tochter studiert, »schwingt sie sich wieder aufs Ross«. Mercedes besucht immer noch Sexpartys, aber statt mit dem weiterzumachen, was sie früher genoss – SM, Partnertausch, Sex mit deutlich jüngeren Männern –, hat sie einen Hang zum Voyeurismus entwickelt. »Jetzt macht mich das Zuschauen an.« Aber ob mit einem Partner oder durch Masturbation, sie versucht, mindestens einmal am Tag zu kommen, als »Detox«, aber auch, um eine Pause von ihren Gedanken zu bekommen. »Beim Orgasmus bekomme ich von der Welt nichts mehr mit«, erzählt sie mir. »Und danach bin ich eine Stunde lang nicht ganz ich selbst – als würde ich neben mir stehen.«

Ich sprach auch mit einem halben Dutzend Männern, deren Partnerinnen in den Wechseljahren waren, und viele von ihnen fanden es frustrierend, dass ihre Frauen ein neues Verhältnis zu Sex entwickelten.[68] Sie blendeten die Probleme ihres eigenen alternden Körpers aus und konzentrierten sich stattdessen auf die Libido ihrer Frauen. Ein Mann erzählte mir, seine Frau wolle nicht mehr mit ihm schlafen; sie habe ihm gesagt, er solle woanders hingehen. »Das macht etwas zwischen uns kaputt«, sagte er. Ein anderer Mann fand, die alltägliche Seite der Beziehung zwischen ihm und seiner Frau habe sich gefestigt, aber ihm fehlte sein früheres Sexleben: »Manchmal vermisse ich schon sehr, wie es davor war, keine Frage.« Ein dritter Mann, ein Professor über sechzig, berichtete mir, die Libido seiner Frau habe nachgelassen: »Jetzt schlafen wir seltener miteinander, aber wir umarmen uns öfter, halten Händchen und küssen uns.« Ein freiberuflicher Autor Ende fünfzig fand am Sex nach den Wechseljahren mehr Positives als Negatives. Sex, sagte er, sei spielerischer geworden. »Was nicht heißt, wir wären nicht mehr leidenschaftlich und stürmisch – aber der Sex wirkt nicht mehr, als hinge das Schicksal der Welt von ihm ab, wie es früher manchmal war.« Immer im Hinterkopf zu haben, dass aus Sex ein Kind entstehen könnte, wiege schwer. Auch Verhütungsmittel hätten dieses unterschwellige Gefühl nicht beseitigen können. Nach der Menopause seien die Einsätze nicht mehr so hoch. »Dadurch können wir wieder spielen und anders, verschwenderischer mit der Zeit umgehen.«

Eine vierundsechzigjährige lesbische Frau aus der Filmbranche, mit der ich mich unterhielt, berichtete ebenfalls von einer größeren sexuellen Freiheit nach den Wechseljahren. »Lesbisch zu sein«, erzählte sie mir, »hatte für mich unter anderem den großen Vorteil, dass ich mich nicht verstellen musste, um eine romantische Beziehung zu haben. Das gilt jetzt mehr denn je.« Ihre Libido habe abgenommen, aber weil ihre Frau auch über sechzig sei, sei das kein Problem. »Wir würden uns sexuell nie unter Druck setzen.« Jane und PJ, ein lesbisches Paar Anfang fünfzig, betrachten die Veränderungen durch die Wechseljahre etwas schwermütiger. Ihr Sexleben ist ruhiger geworden. »Die Auswahl ist geschrumpft«, sagte PJ. »Wir schnallen uns keine Dildos um und vögeln uns gegenseitig vor dem Kühlschrank.«

Der Sex sei zwar seltener und weniger ungestüm, aber dafür befriedigender. Die beiden sind schon lange ein Paar, und sie kennen ihre Körper ganz genau. »Wir haben weniger Sex«, sagte Jane, »aber wir genießen ihn mehr.«

....

Ich vertrete die These, dass der Wunsch nach einem authentischeren Leben, den die Menopause weckt, und der Drang, sich von allem Unaufrichtigen zu lösen, zumindest zwei der Gründe sind, warum sich das Sexualleben verändert und neu ordnet. »Die alternde Frau«, schreibt Simone de Beauvoir, »weiß sehr wohl, daß sie nicht nur darum aufhört, ein erotisches Objekt zu sein, weil ihr Körper dem Mann keine frischen Reize mehr bietet, sondern auch, weil ihre Vergangenheit, ihre Erfahrung sie, ob sie will oder nicht, zu einer Person gemacht haben. Sie hat auf eigene Rechnung gekämpft, geliebt, gewollt, gelitten, genossen: diese Autonomie schüchtert ein.«[69]

....

Ich kann die Verwandlung meines Körpers akzeptieren, ich kann einsehen, dass es nicht tragisch ist, ein bisschen Gleitmittel zu verwenden, dass die frühere Zersplitterung durch meinen Zyklus und den männlichen Blick endlich heilt. Manchmal kann ich spüren, dass ich wieder geworden bin, was ich vor der Menstruation war – ein furchtloses Mädchen, das es mit der ganzen Welt aufnehmen könnte. Aber eines kann ich nicht – ändern, dass unsere Gesellschaft ältere Frauen mit sexueller Abscheu betrachtet. Früher oder später werde ich als Körper nicht nur unsichtbar, sondern verachtet sein.

Diese sexuelle Abscheu dem weiblichen Körper gegenüber wird nirgendwo anschaulicher gezeigt als in der Badezimmerszene in *The Shining*. Jack Nicholson wird von Zimmer 237 im Overlook Hotel angezogen. Das angeschlossene Badezimmer ist grün, üppig wie Laub. Der Duschvorhang bewegt sich, und eine junge Frau steigt aus der Badewanne. Während Nicholson sie beobachtet, weicht der beklommene Ausdruck auf seinem Gesicht seiner typischen Miene: der Kopf gesenkt, die Augen leicht zusammengekniffen, ein ebenso boshaftes wie lüsternes Grinsen. Als sie sich küssen, scheint Jack zu merken, dass etwas nicht stimmt. Er öffnet die Augen und sieht im Spiegel den Rücken der Frau, nicht jung und glatt, sondern faltig, schlaff, mit großen braunen Flecken auf der Haut. Jack weicht entsetzt zurück, aus dem Bad, der Suite, schließt die Tür ab.

Ich musste mir diese Szene zehnmal ansehen, bis ich der Abscheu gegenüber abgestumpft war, die die Macht der alten Frau überdeckt. Lächelnd streckt sie die Arme aus, sie versteht, dass Jack unfähig ist, sie oder Frauen allgemein als etwas anderes als ein Sexobjekt zu betrachten, und dass ihr plötzliches Auftauchen in ihm heftigen Ekel hervorgerufen hat. Sie weiß, dass sein Entsetzen nicht ihrem Alter gilt, sondern den Gesetzen alles Dinglichen. Nachdem sie die Illusion erzeugen musste, nach dem ersten oder zweiten Jahrzehnt als erwachsene Frau würde die Entwicklung haltmachen, wirkt die alte Frau fast übermütig, als die Maske gefallen und sie endlich frei ist. Diese Szene, in der sie Jack folgt, ist mit Aufnahmen verwoben, in denen die alte Frau sich in der Badewanne aufrichtet. Ihre Haare sind kurz, und trotz der Anzeichen für Verwesung hat sie etwas seltsam Elegantes an sich. Wir verstehen, was Jack nicht erkennen kann: Die alte Frau ersetzt nicht die junge, wir tragen all unsere Phasen in uns. Wir sind alte Frauen, junge Mütter und kleine Mädchen. Die junge Frau ist im Grunde dieselbe wie die alte, der Samen, der in einer runzligen Frucht steckt.[70]

••••

Sind es unsere alten Frauenkörper, die abstoßend wirken, oder ist es die Vertrautheit durch unsere langjährigen Beziehungen?

Der Kinsey-Report behauptet, Menschen seien nicht die einzige Spezies, bei der sich nach langer Zeit mit demselben Partner eine »psychische Ermüdung« entwickeln kann. »Bei Affen wurde beobachtet, dass Tiere in gemeinsamer Gefangenschaft mit der Zeit immer weniger voneinander erregt werden. Das spielerische Sexualverhalten vor dem Akt muss ausgedehnt werden, bis der Koitus versucht werden kann, und die anschließende Kopulation fällt weniger kraftvoll aus.« Wenn ein neuer Affe, egal welchen Alters und welchen Geschlechts, in einen Käfig kommt, wollen alle alten Affen mit ihm Sex haben. »Die Dauer des Vorspiels verringert sich, und die Kopulation ist kraftvoll.«

Alle wollen den neuen Affen vögeln. Der neue Affe weiß im Gegensatz zum alten noch nicht, dass du deine Zahnseide auf dem Boden liegen lässt und in schöner Regelmäßigkeit Tinte auf das Sofa kleckst. Er ahnt nicht, wie deprimiert du bist, wenn du mit deiner Mutter telefoniert hast, oder dass du dir wegen eines chronischen Ausschlags die ganze Nacht die Füße kratzt. Den neuen Affen zu vögeln bringt diesen Mangel an Hintergrundwissen mit sich, der oft als sexy gilt.

Jonathan Huber, ein Arzt und Forscher aus Kanada, erklärte mir, zu vergessen sei das Wichtigste, um im fortgeschrittenen Alter sexuell aktiv zu bleiben. Es sei entscheidend, um sowohl den alten Affen, mit dem man zusammen ist, als auch den alten Affen, der man selbst ist, zu lieben. In einer laufenden Langzeitstudie über ältere Paare, die immer noch, wie Huber es nennt, »großartigen Sex« haben, sagten die Teilnehmer, für ein lebendiges Sexualleben müsse man sein eigenes wahres Ich und das seines Partners akzeptieren. Was sollte man also vergessen, um authentischer miteinander zu leben? »Im Grunde alles, was die Gesellschaft und die Kultur uns über Sex beibringen«, sagt Huber. »So viel von dem Wissen, das wir zwischendurch aufschnappen, ist widersprüchlich, negativ oder schlicht falsch. Zum Beispiel: Menschen, die viel Sex haben, sind schlecht, Frauen sollten bei der Penetration einen Orgasmus erleben, Masturbation ist unrein und beschämend, nur spontaner Sex ist gut, Sex muss für beide Partner zum gleichzeitigen Orgasmus führen.«

••••

Ich dachte an alles Mögliche, aber nicht an großartigen Sex, als Katrina mir in Paris sagte, die Massage sei vorbei, und mich allein ließ, damit ich mich anziehen konnte. Ich war leicht benommen, als ich mich aufsetzte, nicht vor lauter Entspannung, sondern weil ich so besorgt war. Ich fühlte mich, als wäre ich ins schäbige Hinterzimmer meiner eigenen Phantasie gestolpert und könnte endlich ein früheres sexuelles Ich sehen, eine Frau, die einer binären Geschlechterordnung und auch konventionelleren Aspekten der Erotik huldigte. Wie O in der *Geschichte der O* erregten mich oft Dinge wie Selbstnegierung, der Wunsch, nichts zu sein, eine Leerstelle; es war ein Versuch, mich selbst zu transzendieren, der fast religiöse Züge annahm. Als ich mein früheres Ich sah, wie es wirklich war, verschwand es auch schon, es flog davon wie ein losgelassener Ballon und stieg immer höher in den Himmel empor. Es machte mich traurig, die Darcey von früher zu verlieren. Sie hatte zwar ein paar ziemlich verkorkste Ansichten, aber mit ihren Overknees und Push-up-BHs hatte sie mir auch eine Menge Vergnügen beschert.

Als ich meinen Badeanzug wieder anzog, fühlte ich mich empfindsam und verletzlich, ich hatte wacklige Knie. Die Wendeltreppe kam mir vor wie ein gewundener Geburtskanal. Am Empfang war keine Spur von Katrina zu sehen. Ich ging an den Metallspinden vorbei, in denen wir unsere Kleidung und unsere Schuhe verstaut hatten, und um die Ecke zur Sauna. Das Blut rauschte so durch meine Adern, dass mir schummrig wurde. Würde ich in der Sauna sehen, dass tatsächlich ein jüngerer, geschmeidigerer Körper meinen ersetzt hatte? Ich öffnete die Tür, die Hitze schlug mir entgegen, als hätte ich eine Ofentür aufgemacht, und meine Augen brauchten einen Moment, um sich an das Halbdunkel zu gewöhnen. Die kleine blonde Frau war nirgends zu sehen. Mein Mann erzählte mir später, sie sei fröhlich wieder abgezogen, als sowohl er als auch der dicke Mann gesagt hatten, sie wollten keine Massage.

Mikes Haut war rosig und von glitzernden Schweißperlen überzogen. Seine animalische Ausstrahlung in diesem Moment war offen gesagt berauschend. Ich verspürte ein unerträgliches Verlangen nach meinem alten Affen, nach seinem krausen Brusthaar, seinen riesigen großen Zehen, seinem gewölbten Bauch. Ich wolle Mike weniger als Mann denn als Mensch. Ich wollte den Teil von ihm, der nicht Körper war, den ich besser kennenlernte, während wir zusammen alt wurden. Er war auch erleichtert, mich zu sehen. Er nahm meine Hand, zog mich neben sich auf die Bank und schlang mir einen verschwitzen Arm um die Taille. Den dicken Mann stellte er als Marcel vor. Marcel war Botaniker und beschäftigte sich mit Farnen. »Ich habe ihm gerade erzählt«, sagte Mike mit seinem sanften, breiten Südstaatenakzent, »wie schön die Blue Ridge Mountains im Frühling sind.«

8.

NÄCHTLICHE JÄGER

In einer der letzten nasskalten Winternächte liege ich hellwach im Dunkeln und versuche, meinen Mann neben mir nicht im Schlaf zu stören. Nach jeder Bewegung erstarre ich, ich probiere eine Position nach der anderen aus. Irgendwann gehe ich nach unten und hole mir ein Glas Wasser. Ich blicke durch das Fenster in den Garten, die kahlen Äste der Eiche sehen aus wie verlaufene Tintentropfen auf einem Blatt Papier. Im Haus gegenüber bewegt sich hinter einer Gardine im ersten Stock blaues Licht wie von einer Lavalampe. Ich öffne den Abstellschrank im Flur und nehme den Karton mit den Sachen meiner Mutter heraus. Den Karton habe ich schon, seit ich vor fünf Jahren ihren Haushalt aufgelöst habe, aber erst in letzter Zeit höre ich seinen Ruf wie einen leisen Herzschlag.

Im Dunkeln denke ich an meine Mutter in den Jahren zurück, in denen unsere Beziehung auf ihrem Tiefpunkt war. Ich war Teenager und sie Ende vierzig, und sie lief in unserem Ranchhaus mit rotem, schweißnassem Gesicht und nur mit einem Slip bekleidet herum. Wenn ich fragte, was sie habe, antwortete sie nicht. Ich fand sie immer wieder auf der Treppe im einzigen kühlen Raum im Haus, dem unausgebauten Keller, wo sie so heftig schluchzte, dass sie kaum noch Luft bekam.

Im Dunkeln wollte ich immer bei meiner Mutter sein. Wenn ich in meinem Bettchen geschrien hatte, erzählte sie mir, beruhigte ich mich nur, wenn sie mich in ihr Bett holte. Als ich laufen konnte, ging ich allein in das dunkle Schlafzimmer meiner Eltern und krabbelte auf der Seite meiner Mutter unter die Decke, um ihre Haut zu spüren, ihre Wärme, ihre allumfassende Nähe, die mich umschloss. Wie wohl schon als Baby wollte ich spüren, dass wir eins waren.

In dem Karton finde ich einen Umschlag mit Hochzeitsfotos meiner Eltern. Sie stammen von ihrer zweiten Hochzeit – die erste hatte sechs Wochen zuvor als schlichte Zeremonie vor einem Standesbeamten stattgefunden, kurz nachdem meine Mutter bemerkt hatte, dass sie schwanger war. Bei der Feier nach der zweiten Hochzeit sieht mein blonder Vater in seiner Pfarrertracht fast noch wie ein Junge aus. Seine schwarze Anzugjacke schlottert ihm um den dünnen Körper. Meine Mutter trägt ein knielanges weißes Satinkleid, Handschuhe und Perlen. Ihr Tüllschleier legt sich in Falten um ihr Gesicht. Sie ist zwanzig Jahre alt, hat rosige Wangen und ist bildhübsch. Die Fotos sehen aus wie eine Million anderer aus den frühen Sechzigern. Sie schneiden die Torte an und lassen sich gegenseitig von Stücken abbeißen. Was mich an den Fotos fasziniert, ist nicht, wie jung meine Eltern aussehen, sondern, was nicht da ist, besser gesagt, was noch nicht zu erkennen ist. Im Körper meiner Mutter, mittig über ihren Beinen, ist ein winziges Wesen, nicht größer als der Nagel eines kleinen Fingers. Ein Zellklumpen, vor dem ein langer Weg lag. Ich.

An unserem letzten gemeinsamen Abend bereitete ich für meine Mutter Brathähnchen mit Gemüse zu und servierte das Essen, ohne den Tisch richtig zu decken. Die Teller aus dem Secondhandladen, das zusammengewürfelte Besteck, die Papierservietten, die scheußlich nackte, weiß emaillierte Tischplatte. Dieser Anblick hängt mir immer noch nach. Hätte ich für unser letztes gemeinsames Mahl nicht das gute Geschirr nehmen und eine Decke auflegen können? Nach dem Essen wollte sie *Downton Abbey* sehen, eine Serie über einen Lord und seine Familie Anfang des 20. Jahrhunderts. Sie mochte schon immer Geschichten über reiche Menschen. Meine Mutter hatte selbst nie viel Geld besessen, und sie bewunderte Reichtum. Das Gefühl war nicht von Neid getrübt, es war eine reine, beinahe fromme Verehrung. Ich hatte keinen Fernseher, nur meinen Laptop. Ich schlug vor, den Film *Buddy – Der Weihnachtself* mit Will Ferrell zu schauen. Sie verzog abfällig das Gesicht – ein Film über einen erwachsenen Mann, der sich als Elf ausgab?

Mitten im Film nahm sie ein Foto aus ihrem Portemonnaie. Es war eine Aufnahme von meiner Hochzeit mit Mike im Frühjahr zuvor. In meinem Hochzeitskleid aus rosa Seide stand ich lächelnd im Concert Grove Pavilion im Prospect Park. Das Foto war nach der Trauung aufgenommen worden, und obwohl der Tag grau verhangen war, strahlte ich überglücklich. »Fällt dir etwas auf?«, fragte meine Mutter mit einem vertrauten selbstgerechten Unterton. Ich sah es mir noch einmal an. Es ging ihr nicht darum, wie glücklich ich war, das wusste ich. Sie hatte nie einen Zweifel daran gelassen, dass sie nichts von aufwendigen zweiten Hochzeiten hielt, so etwas fand sie unangemessen und geschmacklos. Ich hatte immer angenommen, sie sei eifersüchtig, weil sie nicht wieder geheiratet hatte. Außerdem ärgerte sie sich darüber, dass Männer beim zweiten Mal oft deutlich jüngere Frauen heirateten. Aber Mike und ich waren im gleichen Alter. Wir hatten bescheiden gefeiert. Ich betrachtete noch einmal meine Riemchensandalen, meine blassen Beine, das rosa Seidenkleid, meine locker hochgesteckten Haare. Fand meine Mutter, ich sei zu alt für das Kleid gewesen? Mit neunundvierzig war ich eine Braut in den Wechseljahren. »Man sieht deine Schamhaare«, sagte meine Mutter schließlich.

Zuerst dachte ich, ich hätte sie falsch verstanden. Ich sah auf das Foto. Unter dem Kleid hatte ich einen dicken hautfarbenen Body und eine Formstrumpfhose getragen. Es war völlig unmöglich, dass man meine Schamhaare sehen konnte. »Das ist nur ein Schatten auf dem Stoff«, sagte ich. Meine Mutter schüttelte den Kopf und widersprach: »Das glaube ich nicht.« Sie schob das Foto in ihr Portemonnaie. Ich war benommen, wütend, wie betäubt. Sie beschwerte sich, dass sie nicht *Downton Abbey* sehen konnte, bis *Buddy* vorbei war und wir ins Bett gingen.

Drei Mal habe ich den Körper meiner Mutter verlassen. Einmal bei meiner Geburt, einmal als Jugendliche, als Babyfrau, die durch die mütterliche Kruste bricht, und schließlich, als sie starb. Als ich sie die ersten Male verließ, war ein Teil von mir noch in ihr. Doch seit sie tot ist, ist es anders. Deshalb fühlte ich mich direkt nach ihrem Tod auch so exponiert. Als stünde ich zum ersten Mal allein unter dem weiten Himmel. Ungeschützt. Jetzt, da ich endlich ganz heraus bin, versuche ich, sie zu sehen und sie in mich aufzunehmen. Ich kann nicht mehr in ihr sein. Jetzt muss ich mich bemühen, sie in mir zu tragen.

In Toni Morrisons Roman *Jazz* kann die fünfzigjährige Violet ihr fragmentiertes Ich durch ein selbstbestimmtes, eigenverantwortliches Leben heilen, einen Zustand, den sie erreicht, indem sie endlich Mitgefühl mit ihrer Mutter während der Wechseljahre entwickelt: »Mama. Mama? Ist das der Punkt, wo du angelangt warst und nicht mehr weitergewusst hast? Der Ort des Schattens ohne Bäume, wo du weißt, du wirst nie und nimmermehr geliebt werden von einem, der die Wahl hat, es zu tun?«[71]

»Was findet man, wenn man den Körper einer Mutter enthüllt?«, wurde Elena Ferrante gefragt.[72] Ehrlich gesagt habe ich keine Ahnung. Meine Mutter ist vor mittlerweile fünf Jahren gestorben, und die Polizei fand ihre Leiche erst viele Tage später nackt auf dem Boden ihres Wohnzimmers. In den Jahren seit ihrem Tod grübelte ich darüber nach, wie monströs sie gewesen war und welch hexengleiche Kraft sie besessen hatte. Ihren Schmerz hatte ich als überzogene Verbitterung abgetan. Doch das ist zu einfach gedacht und lässt zu viel außer Acht. Ich begreife heute, dass meine Mutter und ich es noch einmal miteinander aufnehmen müssen. Sonst wird sie nicht begraben bleiben. Ihre

Fingerspitzen strecken sich schon aus der Erde und wollen nach mir greifen.

Der sinkende Progesteronspiegel ist möglicherweise für Schlafprobleme während der Wechseljahre verantwortlich, aber wie so viele Fragen über das Klimakterium muss auch diese noch schlüssig beantwortet werden. Mehrere Studien kommen zu dem Schluss, dass es die Hitzewallungen sind, die Frauen nachts aus dem Schlaf reißen und wach halten. Andere weisen nach, dass Veränderungen im Hormonhaushalt den circadianen Rhythmus und damit die Schlafphasen durcheinanderbringen. So oder so ist Schlaflosigkeit ein Riss in einem grundlegenden System, eine »umgekehrte Welt«, in der, wie Elizabeth Bishop sagt, »rechts immer links ist, / wo die Schatten der wahre Körper sind, / wo wir die ganze Nacht wach sind.«[73] Im Dunkeln ahne ich, dass etwas näherkommt, eine Präsenz einer Präsenz. »So also geht es los, Mutter, auf diesem leeren Ozean«, schrieb die Dichterin Anne Carson. »Hab Erbarmen mit uns, mit dem Ozean, es geht los.«[74]

••••

Mein nächtliches Jagen hat nicht viel mit der Jagd der Eule gemein, die von ihrem hohen Sitz aus herabstürzt, im letzten Moment die Krallen ausstreckt und die Augen schließt, es ähnelt eher der methodischen Nachtarbeit des Totengräber-Käfers. Der Käfer ist schwarz und hat eine orangerote Zeichnung und rote Tupfer an den Fühlerenden. Wenn es Nacht wird, folgt der Käfer dem Geruch von toten kleinen Schlangen, Vögeln und Mäusen. Auf YouTube sehe ich einem Käfer zu, der sich einer toten Maus nähert, unter sie krabbelt und sich auf den Rücken dreht, um die Maus mit den Beinen zu schieben. Hat der Käfer eine Stelle mit weicher Erde gefunden, gräbt er unter der Maus, entfernt das Fell und formt den Kadaver zu einer essbaren Kugel. »[...] wo ich doch unbedingt das monströse unendliche Fleisch aufteilen und in Stücke schneiden muss«, schreibt Clarice Lispector in ihrem Roman *Die Passion nach G. H.*, »Stücke, die etwas, das so groß ist, wie mein Mund, aufnehmen kann.«[75]

Am letzten Morgen, an dem ich es für selbstverständlich hielt, dass meine Mutter lebte, hatte ich gerade ein Ticket für das MoMA gekauft und wollte mir die Ausstellungen ansehen, als mein Handy klingelte. Es war mein Bruder David, er erzählte, der Nachbar meiner Mutter habe ihn angerufen und gesagt, vor ihrer Tür würden sich die Zeitungen stapeln. Der Nachbar war zur Hintertür gegangen, die weit offen stand, und hatte nach meiner Mutter gerufen. Sie hatte nicht geantwortet.

Die Polizei war schon unterwegs, und mein Bruder wollte mich später wieder anrufen. Während ich wartete, verließ ich das MoMA und lief kreuz und quer durch die Straßen von New York, vorbei an Verkaufsständen mit gerösteten Erdnüssen und weichen Brezeln, an Touristen, die ihre Stadtpläne absuchten, und hastigen New Yorkern auf dem Weg zur Arbeit. Ich dachte, sie liege bestimmt in der Badewanne und es sei ihr zu peinlich gewesen, dem Nachbarn zu antworten. In Gedanken schickte ich ihr eine Nachricht: *Ist alles in Ordnung?* Ich betrat die St. Patrick's Cathedral. Vorne fand ein Gottesdienst statt, so weit entfernt, dass es mir vorkam, als würde ich die Menschen tief unten im Meer sehen.

Ich sandte mein Signal immer wieder aus. Endlich kam eine Antwort: *Es geht mir gut.* Ich setzte mich in die letzte Bank und betrachtete das Kreuz, die Heiligenstatuen, den Ständer mit den batteriebetriebenen Opferkerzen. Es heißt immer, in Krisensituationen sei die Religion ein großer Trost, aber ich empfand es ganz anders. Die Symbole erschienen mir lächerlich, wie antiquiertes kaputtes Spielzeug. Als mein Handy wieder vibrierte, schob ich mich aus der Bankreihe, die Orgelmusik schwoll an und trieb mich in den Vorraum, wo ich von meinem Bruder hörte, dass meine Mutter gestorben war.

Ich finde es interessant, dass die Stimme, die ich hörte oder glaubte zu hören oder mir in meiner Not einbildete, nicht sagte *Ich lebe*, sondern *Es geht mir gut*. So etwas schreibt oder sagt man am Handy, wenn man nach einem Flug ins Ausland gelandet ist. *Alles in Ordnung. Ich habe es geschafft. Ich bin angekommen.*

••••

Im Karton mit den Sachen meiner Mutter finde ich unter den Hochzeitsfotos eine Kladde, schwarz-weiß marmoriert, so wie ich sie auch immer benutzt habe und jetzt benutze, um meine Wechseljahrsbeschwerden festzuhalten. Ich vermute, dass es eine meiner Kladden aus der Highschool oder vom College ist, die meine Mutter aufgehoben hat. Aber als ich sie aufschlage, sehe ich nicht meine unleserliche Klaue, sondern die elegante Schreibschrift meiner Mutter.

> *Ich wurde nie geliebt, gemocht oder wertgeschätzt. Seit ich Darcey auf die Welt gebracht habe, hat er mich nicht mehr geliebt.*

> *Nach Jonathans Geburt wollte ich ihn verlassen. Ich konnte nirgendwohin gehen – meine Eltern hatten keinen Platz für mich und drei Kinder.*

> *Ich wurde fünfundzwanzig Jahre lang wie Dreck behandelt, und weil ich mich mit Füßen treten ließ, konnten auch meine Kinder mir das antun.*

Als ich in dieser Nacht ihre Wut erkenne, fühle ich mich wie früher in ihrer Gegenwart. »Ich trat ein und wusste nicht, wo«, schreibt Johannes vom Kreuz. Es ist, als würde ich in eine Stille gerissen, in der mein Körper betäubt ist, aber meine Gedanken rasen.

Was ich im Dunkeln gelernt habe: 1) Der Teufel, falls er überhaupt existiert, hat nichts damit zu tun. 2) Es ist harte Arbeit, etwas Totes in Nahrung zu verwandeln. 3) Wir müssen einen unglaublichen Sprung wagen, wenn wir etwas Furchtbares erfahren haben.

Ich wartete im Auto, während meine Brüder ins Haus meiner Mutter gingen. Der Leichenbeschauer hatte sie schon abholen lassen. Die Rückseite des einstöckigen Häuschens sah mit der Holzveranda und der altmodischen Fliegengittertür aus wie die Kulisse in einem Horrorfilm. Rechts neben der Veranda sah ich über der Fensterklimaanlage, dass im Zimmer meiner Mutter eine Lampe brannte, ihr Licht fiel auf ein Stückchen Wand und die dunklere Ecke hinter einem Vorsprung. Ich stellte mir vor, wie meine Brüder nach den Sachen suchten, über die wir auf der Fahrt gesprochen hatten: nach der Geldkassette auf dem obersten Regal der Vorratskammer, ihrem Schmuckkästchen auf der Schlafzimmerkommode und den Papieren in den Kunststoffordnern auf der Bodentreppe.

Als die Hintertür endlich geöffnet wurde, dachte ich, meine Mutter wäre bei meinen Brüdern. Ein dunkler Schatten schwebte direkt hinter ihnen, als sie die Tür abschlossen und zum Auto kamen.

Im Hotel tranken meine Brüder und ich Whiskey direkt aus der Flasche, und sie erzählten mir von dem Chaos im Wohnzimmer. Meine Mutter hatte mich Weihnachten zwar besucht, aber seit dem Herbst war niemand mehr bei ihr gewesen. Seit damals hatte sich viel geändert. Berge schmutziger Wäsche, Abfall, Teller voller Schimmel, leere Verpackungen und Zeitungen lagen voller Urin überall auf dem Boden verteilt. Den Sofakissen fehlten die Hüllen, es war nur noch der vergilbte Schaumstoff übrig. »Es hat ausgesehen wie in einem Hamsterkäfig«, sagte mein Bruder und erwähnte wieder, die Hintertür habe offen gestanden und die Leiche meiner Mutter sei nackt gewesen. Die

Polizei ging von einer natürlichen Todesursache aus, aber meine Brüder und ich teilten die Sorge, jemand könnte eingebrochen sein, das Haus verwüstet und unsere Mutter möglicherweise überfallen und damit den Herzinfarkt verursacht haben, den der Leichenbeschauer als Grund vermutete.

In ihrem Tagebuch geht meine Mutter mit meinem Vater und uns Kindern scharf ins Gericht, aber vor allem ist sie wütend auf sich selbst. Ihr gilt ihr größter Zorn. Warum ist sie nach der Highschool nicht ans College gegangen? Warum ist sie schwanger geworden und hat meinen Vater geheiratet? Warum hat sie zu Hause gearbeitet und drei Kinder großgezogen, obwohl weder mein Vater noch wir Kinder sie zu schätzen wussten? Ich glaube, sie hat sich sogar wegen der Scheidung schuldig gefühlt. *Ich ließ mich mit Füßen treten.* Sie ist zornig auf meinen Vater und darauf, wie frei Männer sich bewegen können. Mein Vater hätte mit dem Kummer meiner Mutter besser umgehen können, aber ich weiß nicht, ob wir irgendetwas hätten tun können, um ihre Wut darüber zu lindern, wie die Gesellschaft ältere Frauen behandelt. In ihrem Tagebuch erwähnt sie mehrmals den Witz, man könne seine vierzigjährige Frau gegen zwei Zwanzigjährige tauschen.

Ihre Geschichte, die Geschichte einer Mutter und Ehefrau, die in der Mitte des Lebens ins Abseits gedrängt wird, ohne nennenswerte soziale Kontakte, kaum in der Lage, ihren Lebensunterhalt zu bestreiten, ist alles andere als einmalig. Sie ist so vertraut, dass sie kein Mitgefühl weckt, die Wiederholung, das Klischeehafte überdecken den Schmerz.

In den einzigen Einträgen im Tagebuch meiner Mutter, die sich mit der Zukunft statt der Vergangenheit beschäftigen, geht es um Diäten. Ich weiß, dass ihr Gewicht ein Streitthema zwischen ihr und meinem Vater war. Einmal fragte er mich, was er für ihren Geburtstag besorgen sollte, und ich schlug Pralinen vor. »Ich würde deiner Mutter nie Süßigkeiten schenken«, sagte er. Die meisten Einträge zu Diäten sind Anweisungen: *Ich kann alle vier Tage ein Pfund abnehmen. Ich muss 100 Pfund abnehmen.* Und: *Fett macht fett. Iss kleine Portionen.*

Sie sagte mir oft, Vorurteile gegen dicke Menschen seien die letzten, die gesellschaftlich noch nicht geächtet seien. Sie hatte die kulturell verankerte Grausamkeit durchschaut, aber ihr Tagebuch zeigt, dass sie bis zum Ende gegen ihr als beschämend empfundenes Übergewicht angekämpft hat. *Ich bin alles, was ich habe*, schreibt sie in einem ihrer letzten Lebensmonate. *Ich muss gesund werden. Es ist nicht zu spät.*

....

Scham war die erste Reaktion meiner Mutter, als sie bemerkte, dass sie mit mir schwanger war. Und beharrlicher als jedes andere Gefühl begleitete die Scham jede Kommunikation mit mir. Ihr Vater, mein Großvater, trank, und ihre Familie hatte nie viel Geld gehabt. Schon bevor ich im Körper meiner Mutter entstand, war sie von Scham umgeben wie von der Luft, wie von Wasser. Sie beeinflusste jeden Aspekt ihres Lebens, ihre Selbstwahrnehmung, ihre Beziehungen, ihre Fähigkeit, intim zu werden, Risiken einzugehen, für sich selbst einzustehen, beruflich erfolgreich zu sein. Auch als sie reifer wurde, ließ ihre Scham nicht nach. Sie wuchs noch: Gewicht, Menopause, Scheidung, Brustkrebs. Nach ihrer Mastektomie nahm sie Tamoxifen, ihr Gesicht wurde so rot, dass es fast schwarz wirkte, und sie sprang oft auf und rannte zum Fenster, als würde sie buchstäblich in Flammen stehen.

Das Schamgefühl entwickelt sich, wenn ein Baby sieben Monate alt ist. »In diesem Moment«, schreibt die Literaturkritikerin Eve Kosofsky Sedgwick in ihrem Buch *Touching Feeling*, »verweigert sich das Gesicht der Mutter, welches das Gesicht des Kindes spiegelt, dem fortgesetzten wechselseitigen Blickkontakt, wenn es für das Kleinkind aus einem von zahlreichen möglichen Gründen unerkennbar wird und so das Vertrauen des

Babys in den Fortbestand der Verbindung zerstört.«[76] Das Kind findet keine Bestätigung und keinen Halt mehr im Blick der Mutter, es fühlt sich verlassen und verstoßen. Es folgert daraus, dass es etwas falsch gemacht haben muss, und empfindet zum ersten Mal Scham.

Auch als ich erwachsen war, konnte mich der Gesichtsausdruck meiner Mutter noch verunsichern. Während wir uns *Buddy – Der Weihnachtself* ansahen, suchte ich in ihrer Miene nach einem Anzeichen von Milde, nach einem entspannteren Zug um den Mund oder einer weniger gerunzelten Stirn. Ihre grauen Haare waren mit Kämmchen nach hinten gesteckt, und ihr Gesicht war hübsch und rosig. Ich sah ihr in die Augen, nicht nur, um ihre Stimmung abzulesen, ich wollte den Schlüssel zu mir selbst erkennen. »Durch die Störung der Einheit«, schreibt Sedgwick, »schafft Scham Identität. Mit der Loslösung von der Mutter beginnt im Wesentlichen das Leben des Selbst.«

....

Jung schreibt, in der mittleren Lebensphase müssten wir die Leiche finden und begraben. Mit der Leiche meint er unsere frühere Identität, aus der wir herausgewachsen sind und mit der wir uns nicht mehr identifizieren. Ist die Leiche unseres früheren Lebens erst einmal begraben, treiben wir laut Jung durch eine liminale Phase oder was andere als »fruchtbare Leere« bezeichnet haben. In dieser Zeit bietet sich uns die Gelegenheit, uns selbst klarer zu sehen. Simone Weil schreibt: »Auch ich bin anders, als zu sein ich mir einbilde. Dies wissen, das ist die Vergebung.«[77]

Statt die Leiche zu begraben, wurde meine Mutter selbst die Leiche. Sie verbiss sich in ihren Kummer; wenn der Name meines Vaters fiel, reagierte sie angespannt und verärgert, sie zeterte, wie ungerecht ihr Leben und wie sexistisch die ganze Welt sei. Ich wollte mir von ihr abschauen, was es bedeutet, eine Frau zu sein, aber ich sah nur ihre Ohnmacht. »Viele Töchter«, schreibt

Adrienne Rich, »empfinden ihren Müttern gegenüber Wut, weil sie zu bereitwillig und passiv hingenommen haben, ›was auch passiert‹.«[78] In ihrem ersten Lebensabschnitt war meine Mutter passiv. Sie spielte die Rolle der Schönheitskönigin, der jungen Mutter, der Pfarrersgattin. Aber nach der Menopause unterdrückte sie ihre Gefühle nicht länger. Sie lief wütend Sturm dagegen, dass Männer absolute Freiheit besaßen und ihre eingeschränkt war.

••••

Gegen meine Schlafstörungen habe ich Magnesium genommen, das die Blut-Hirn-Schranke durchbricht. Ich habe Kava, Hanföl, Baldrian, Melatonin und eine Tablette namens Zen ausprobiert. Ich achte auf Schlafhygiene: keine Bildschirme nach sechs, kein Essen nach acht, New-Age-Musik, warme Bäder. Ich habe jeden Abend eine Hypnose-CD gehört, auf der mir ein Mann mit beruhigendem britischem Akzent erzählt, Schlaf sei wunderbar, und ich solle mir Menschen im Bus vorstellen, jeden einzeln, ihnen fallen die Augen zu, ihre Köpfe sacken zur Seite, bis nur noch ich wach bin. Der Anleitung eines Buddhisten folgend, habe ich abends auf künstliches Licht verzichtet und in der Dämmerung und schließlich im Dunkeln dagesessen. Ich habe mir von meiner Ärztin Doxepin verschreiben lassen, das beim Schlafen helfen soll.

Das beste Mittel ist allerdings nach wie vor, meine Mutter im Dunkeln zu treffen und wie der Totengräber-Käfer ihren Körper in Nahrung zu verwandeln. In etwas, das ich in mich, in meinen Körper aufnehmen kann – eine Substanz, die mich nicht vergiftet, sondern mir Kraft gibt.

Das letzte Telefonat: Draußen fiel dichter Schnee, die Flocken waren so groß wie Kartoffelchips und die Bäume rund ums Haus weiß überzogen. Nachdem sie mir von ihren Zahnproblemen, ihren finanziellen Sorgen und dem Nachrichtensprecher, dem sexuelle Belästigung vorgeworfen wurde, erzählt hatte, sagte meine Mutter aus heiterem Himmel: »Du warst nicht immer nett zu mir.« Ich fing an, mich zum x-ten Mal zu verteidigen. »Aber in den letzten Jahren«, unterbrach sie mich, »warst du nett.«

Meine Mutter war eine zwiespältige Feministin. Sie sagte mir, ich solle mit dem Schreiben aufhören und zu Hause bei meiner Tochter Abbie bleiben. Und dass sie wünschte, sie hätte einen Beruf ergriffen, statt mich und meine Brüder zu versorgen. Sie verabscheute aufwendige Feiern, wenn jemand zum zweiten Mal heiratete, erzählte mir aber mal, sie wünschte, sie hätte meinen Vater früher verlassen, als sie noch die Chance auf ein neues Leben mit einem anderen Mann hatte. Bei meiner Mutter gab es immer ein Paradox, sie steckte voller Widersprüche. Diese gegensätzlichen Seiten mussten ich erst zusammenbringen, bevor ich verstehen konnte, was sie sagen wollte.

Wenn ich im Dunkeln aufwache, denke ich oft an diesen letzten Abend mit meiner Mutter am Tag nach Weihnachten zurück. Daran, wie sie das Foto von mir in meinem Hochzeitskleid hervorholte und auf die Stelle zeigte, die sie für entblößt hielt. Wollte sie mir damit vorwerfen, ich sei verdorben? Wollte sie sagen, ich sollte sogar an meinem Hochzeitstag Scham empfinden? »Die Grunderfahrung der Scham«, schreibt Bernard Williams in seinem Buch *Scham, Schuld und Notwendigkeit*, »ist direkt verbunden mit Nacktheit, insbesondere in sexuellen Zusammenhängen.«[79] Das griechische Wort *aidos*, das sich vom Wort für »Scham« ableitet, ist im Griechischen auch eine geläufige Bezeichnung der Genitalien.

Indem meine Mutter auf mein Foto im Hochzeitskleid zeigte, auf die dunkle Stelle zwischen meinen Beinen, drückte sie aus, dass mein Körper, genau wie ihrer, ein weiblicher Körper und damit schambesetzt sei. Scham verband uns, sie schuf Vertrautheit. Was sie sagte, war auf den Kopf gestellt und doch wahr:

Sie zeigte mir, wo ich am Tag ihrer Hochzeit in ihr gewachsen war, und implizierte, dass sie im Gewand der Scham bei meiner Hochzeit in mir gesteckt hatte.

....

Bald bin ich im Karton meiner Mutter ganz unten angelangt. Ich sehe mir Zeitungsausschnitte aus ihrer Zeit als Schönheitskönigin an, die Unterlagen über die Hypothek für unser Haus in Virginia, ihre Taufkerze. Eine weiße Spitzkerze mit den goldenen Symbolen Alpha und Omega. Eine Valentinskarte von meinem Dad mit einem albernen Liebesgedicht und einen Brief von ihm, in dem der nach der Scheidung die Herausgabe seines Lieblingspfannenwenders verlangt.

Man könnte das Tagebuch meiner Mutter als Tiraden einer verbitterten, unglücklichen Geschiedenen lesen. Einer Frau, die anderen die Schuld für all ihre Probleme gab, vor allem meinem Vater. Man könnte den Schmerz meiner Mutter als altbekannt und banal abtun. Ihre Mühen und ihr Scheitern sind so alltäglich, dass sie kaum auffallen. Aber in einer anderen, eindringlichen Lesart erzählt ihr Tagebuch genau wie Margaret Atwoods *Geschichte der Dienerin* von einer Frau, die vom Patriarchat gedemütigt und unterdrückt wurde. Einer Frau, die sich trotzdem behauptete, die selbst im Tod aktiven Widerstand leistete.

Meine Mutter hatte eine ganze Reihe von Medikamenten genommen, die meine Brüder und ich nach ihrem Tod nicht fanden. Anfangs vermuteten wir, ein Einbrecher habe sie mitgenommen, aber mittlerweile bin ich überzeugt davon, dass meine Mutter ihre Medikamente Wochen vor ihrem Tod bewusst weggeworfen hat. Niemand ist in ihr Haus eingebrochen. Sie hat die Hintertür offen gelassen, vielleicht versehentlich, vielleicht auch weil sie wusste, dass ihre letzten Stunden gekommen waren, und sie nicht wollte, dass wir ein Fenster einschlagen mussten, um hineinzukommen. Ich hoffe, sie ließ die Tür *offen* im Rilke'schen Sinne. Offen für etwas, das aus dem Eigentümlichen kommt, dem Anderen, dem Heiligen, dem Neuen. Der elende Zustand ihres Zimmers wurde ihr nicht von einem böswilligen Eindringling aufgezwungen, er war ihre eigene Schöpfung oder deren Zerstörung. Ein letzter hochgereckter Mittelfinger in Richtung einer vagen Vorstellung von Erlösung.

Im Dunkeln stelle ich die Taufkerze meiner Mutter in einen Messinghalter und entzünde ein Streichholz. Der Docht verbreitet einen zittrigen Lichtkreis. Ganz unten in dem Karton finde ich unter einem Stapel Steuererklärungen ein kleines Notizbuch mit einem Einband aus roter Seide. Vielleicht ist das ihr Tagebuch über die Wechseljahre. Doch die Seiten sind leer. Typisch meine Mutter, etwas so Schönes aufzubewahren, statt es zu benutzen. Als ich ihren Haushalt auflöste, fand ich nagelneue Bettlaken und noch eingepackte Steppdecken, Kleider mit Etiketten, teure Seifenstücke und Cremes, die unbenutzt hinten im Badezimmerschränkchen lagen. Auf dem Dachboden standen Kisten mit neuen Töpfen und Pfannen, einem Toaster, einer Teekanne. Ich weiß, dass viele Frauen in ihrem Alter neue Sachen unbenutzt verwahren, aber zehn große Plastikbehälter wirken nicht wie Vorräte für dieses Leben, sondern wie Vorbereitungen für ein erhofftes nächstes. Vielleicht irre ich mich, aber ich glaube, meine Mutter bewahrte jeden dieser Gegenstände als einen Akt der Rebellion und der Hoffnung auf. Sie wartete auf eine neue Welt, in der sie wirklich in Würde leben konnte, wie sie es verdient hatte, eine Welt, in der sie nicht unsichtbar sein würde. Die Seiten des Notizbuchs sind leer, doch auf dem hinteren Vorsatzblatt entdecke ich die geschwungene Handschrift meiner Mutter.

Das Leben ist schwer. Gerechtigkeit ist so wankelmütig wie die Menschen, die sie schaffen. Akzeptiere, dass es so ist, und kämpfe weiter, oder gib auf und verlier die Kontrolle.

9.

LOCH IN MEINEM HERZEN

Ich besuche die elfte europäische Menopausen-Konferenz im Kongresszentrum Amsterdam RAI, weil ich mehr darüber erfahren will, wie Frauen in den Wechseljahren in anderen Ländern behandelt werden. Die Konferenzbroschüre erwähnt Studien über die Wirkung von Traubensilberkerze bei Frauen in Singapur, von Soja bei Japanerinnen, von Blütenextrakten bei koreanischen Frauen und Fenchelcreme bei Iranerinnen. Ich hoffe, etwas über die Zusammenhänge von sexuellen Funktionsstörungen und Stoffwechselerkrankungen bei Frauen in der Türkei zu erfahren, über die Wirkung von Vitamin D auf die Knochendichte brasilianischer Frauen und über die Arbeitsbeeinträchtigungen der Niederländerinnen durch Hitzewallungen.

Bereits in der ersten Stunde merke ich, dass die Ergebnisse dieser Studien nicht im Mittelpunkt dieser Tagung stehen, sondern nur auf Plakaten im hinteren Teil der Haupthalle zu lesen sind. Die Seminare und Podiumsdiskussionen beschäftigen sich hauptsächlich mit etablierten Behandlungen von Wechseljahrsbeschwerden. Ein typisches Beispiel: Ein kleiner Italiener mit blauem Anzug und labienrosa Krawatte erklärt auf dem Podium, es gebe zwar nicht genügend Langzeitstudien, trotzdem halte er eine Hormongabe für die beste Behandlungsmethode der Vagina in den Wechseljahren. Er spricht über Schrumpfung, mangelnde Geschmeidigkeit, Trockenheit. Seine Beschreibungen beziehen sich nur darauf, wie sich die Vagina für den eindringenden Penis anfühlt. Die Vagina als zweckdienliche Penishülle. Kein Wort darüber, wie sich eine Vagina für ihre Besitzerin anfühlt.

Bei der Fragerunde nach der Diskussion steht eine Frau in einem Jeanskleid und mit flachen Ledersandalen vor dem Mikrophon. Sie stellt sich als diplomierte Krankenschwester vor und fragt die Ärzte nach ihrer Meinung über die PEPI-, die HERS- und die WHI-Studie, die bei längeren Hormontherapien ein erhöhtes Risiko für Brustkrebs, Schlaganfälle und Demenz nachweisen. Die Ärzte grinsen sich an. Der Italiener antwortet der Frau, wenn sie die Studien lesen würde, würde sie sehen, dass die Risiken sehr gering sind. Er reicht das Mikrophon an den Arzt neben sich weiter, der sagt: »Wenn eine Frau sich ihr Sexleben erhalten will, muss sie etwas für ihre Vagina tun.« Die nächste Frage wird von einem kahlköpfigen Arzt in einem blauen Kaschmirpulli gestellt. Er erzählt den Diskussionsteilnehmern, er verschreibe in seiner Praxis seit dreißig Jahren Hormone. Der Italiener witzelt: »Kein Wunder, dass Sie so jung aussehen.«

In ihrem Buch *Das Geschlecht, das nicht eins ist* schreibt die französische Feministin Luce Irigaray, weibliche Sexualität sei schon »immer von männlichen Parametern ausgehend gedacht worden«. Die Vagina werde geschätzt, weil sie dem männlichen Geschlechtsorgan als »Herberge« dient. Die Geschlechtsorgane der Frau seien in dieser Vorstellung nie mehr als ein »Schlupf-Loch«, das den Penis umschließe.[80]

Im Eingangsbereich des Kongresszentrums demonstriert ein Vertreter mit Drahtgestellbrille den MonaLisa Touch, einen Metallstab, der mit einem nach oben gerichteten Laser in menopausale Vaginen eingeführt wird. Ein Monitor auf einem Sockel zeigt männliche Hände in Latexhandschuhen, die den Stab langsam in die Vulva, zwischen die Schamlippen schieben. Als der Stab eingetaucht ist, wird der Laser in einer animierten Szene gezeigt, wie ein langgezogenes Raumschiff Enterprise fliegt er durch einen geräumigen Vaginalkanal. Dann taucht eine Rose auf, das universelle Symbol für weibliche Genitalien. Die rosigen Blütenblätter hängen verwelkt herab, ihre Ränder sind braun. Im rückwärts abgespielten Zeitraffer werden die Blütenblätter kräftig, richten sich auf und umfassen die Staubblätter; sie schließen sich immer enger, bis die Rose wieder zur jungfräulichen Knospe wird.

»Die Körper heterosexueller Frauen werden im Hinblick auf den Genuss des heterosexuellen Mannes definiert, nicht im Hinblick auf ihren eigenen Genuss«, schreibt Virginia Braun 2010 in ihrem Essay »The Perfectible Vagina«. Dieser Definition folgend wird die enge Vagina zum Fetisch erhoben. »Die ideale Frau«, schreibt Braun, »wird als kindhaft und jungfräulich mit einer ungenutzten Vagina konstruiert.«

Die Vaginen junger Frauen werden bewundert und fetischisiert. Die Vaginen von Frauen in den Wechseljahren werden geschmäht und pathologisiert. Geht es um die Vaginen von Sexarbeiterinnen, für die Amsterdam berühmt ist, werden sie gerade wegen der Eigenschaften verurteilt und verunglimpft, die Männer begehren: Sie sind offen und verfügbar. Im Internet fand ich einen Thread, in dem erfahrene Vaginen mit einem Glas Mayonnaise, einem großen Ziplock-Beutel, einem Eimer mit warmem Wasser und der Nacht an sich verglichen wurden. Ich erfuhr, dass die Muschi einer Frau wie eine öffentliche Toilette ist, weil sie sich gut anfühlt, man sich aber fragt, wer vorher schon da war. Vaginen, las ich, sind wie Fliegengittertüren – »Je öfter sie geknallt werden, desto lockerer sind sie.« In vielen Witzen werden Prostituierte direkt angesprochen: »He, Nutte, ich würde dir in die Muschi treten, aber ich will meinen Schuh nicht verlieren.«

Die Vagina in diesen Witzen ist ein öffentlicher Ort, ein Platz, an dem Männer sich treffen, wie in dem Witz über den Mann, der in eine große Vagina fällt und verirrte Männer vorfindet, die den Ausgang suchen. Sogar juristisch wird die Vagina als

»Gegenstand« eingestuft, als ein Ort, der durchsucht werden kann. Alan Hyde schreibt in seinem Essay »The Legal Vagina« über einen Durchsuchungsbefehl, der sich neben der Wohnung der Klägerin auch auf ihre Vagina bezog. »Das Gesetz«, schreibt Hyde, »interpretiert die Vagina vor allem als Versteck voller Geheimnisse, die das Auge von außen nicht erfassen kann, in dem Drogen und geheimnisvolle Dinge lauern.«[81]

••••

Vor Jahren erzählte mein erster Mann regelrecht andächtig von den Fensterprostituierten in Amsterdam. Umstrahlt von rötlichem Licht, hätten sie hinter den Glasscheiben so cool ausgesehen. Als wir Ende der 1980er-Jahre nach Amsterdam reisten, kamen wir nach Mitternacht in der Stadt an und suchten das Hostel auf einem Hausboot, auf dem mein erster Mann bei einem früheren Besuch gewohnt hatte. Wir liefen einen Kanal nach dem anderen ab. Als wir aufgaben, waren alle Hotels in unserer Preisklasse ausgebucht. Ein Empfangsmitarbeiter bot uns ein Privatzimmer an, im fünften Stock eines nahegelegenen Hauses. Wir folgten dem Mann über die Straße, eine schmale Treppe hinauf und in ein muffiges Zimmer mit einer verschlissenen lavendelfarbenen Bettdecke und einer Lampe ohne Schirm. Der Raum bestand aus Schmuddel und Schatten, wie die Hotelzimmer in Noir-Romanen.

Trotz der späten Stunde wollte mein Mann spazieren gehen. Über das schwarze Wasser des Kanals glitten helle Dreiecke aus Licht, und die hohen Backsteinhäuser mit den Sprossenfenstern hätten auf eine Weihnachtskarte gepasst. Wir gingen durch eine schmale Gasse, die Bloedstraat hieß, Blutstraße. Als ich in einem rot erleuchteten Fenster eine Frau in schwarzer Unterwäsche, Tanga und BH, sah, dachte ich im ersten Moment, es wäre etwas nicht in Ordnung, bestimmt hätte ein betrunkenes Mädchen bei einer Party sein Kleid ausgezogen. Aus der Nähe sah die Frau gelassen und gleichgültig aus, als hätte sie sich gerade entkleidet und würde an ihrer Schlafzimmertür überlegen, was sie machen wollte.

»Darf ich vorstellen«, sagte mein Mann, deutete auf die Frau im Fenster und dachte sich Namen aus, »das ist Susan …« Er ging ein paar Schritte weiter und zeigte auf das nächste Fenster, hinter dem eine Frau mit einer schwarzen Perücke und einem weißen Body stand. »… und das ist Carol.« Wir liefen durch die Straße, die von kleinen Fenstern gesäumt war. In jedem rötlich beleuchteten Zimmer war eine Frau wie ein Affe im Käfig und bot sich an. Mein Mann war aufgeregt, sogar euphorisch; obwohl zwischen ihm und den Frauen kein Handel stattfinden würde, genoss er das Gefühl, sie zu besitzen, wenn auch nur hypothetisch.

Es gehört zu den Grundfesten des Patriarchats, dass es für den entsprechenden Preis immer ein offenes Loch geben wird, bereit zur Penetration. Hier in De Wallen ist das nicht nur eine abstrakte Vorstellung, sondern greifbare Wirklichkeit. Ich verstand, dass das Konzept des ewig offenen und einladenden Lochs sowohl real als auch Traum war und dass diese Verfügbarkeit für meinen Partner zu seinen Privilegien als Mann gehörte.

Als wir wieder in unserem Zimmer mit dem Teppich voller Brandlöcher und dem verrosteten Waschbecken im Bad waren, drückte mein Mann mich auf das Bett. Er war erregt von den weiblichen Körpern, den angebotenen Löchern, und auf eine erschreckende, unterwürfige Art, ein wenig wie die O in der *Geschichte der O*, war ich das, ehrlich gesagt, auch. Nachdem wir beide gekommen waren, schlief er ein. Ich lag wach und betrachtete die Straßenlaterne, deren runder Schimmer wie eine außerirdische Kraft durch die dünnen Vorhänge drang.

Was Prostitution war, erfuhr ich mit elf oder zwölf, als ich gerade erst wusste, was Sex war. Zuerst war ich wie alle kleinen Mädchen entsetzt darüber, dass man dafür bezahlen konnte, in einen weiblichen Körper einzudringen. Aber irgendwann wurde diese Tatsache so normal, dass es naiv und sogar unreif wirkte, darüber nachzudenken. Als ich im College anmerkte, ich fände es traurig, dass es Sexarbeit gab, wollte mich ein Mann zum Psychologen schicken, weil ich sexuell verklemmt sei. In dem dunklen Hotelzimmer damals war ich anderen weiblichen Körpern nah. Körpern, die gegen Geld penetriert werden konnten. Mein Mann war von den offenen, verfügbaren Muschis erregt, zum Teil, weil die Muschi seiner Frau, mein Loch, in das Spektrum dieser anderen Löcher passte und sogar austauschbar war.

....

1866 malte Gustave Courbet *L'origine du monde*, ein Gemälde eines aus der Nähe betrachteten weiblichen Geschlechtsteils, die Schenkel gespreizt, der rosige Spalt leicht geöffnet, umgeben von üppigem dunklem Schamhaar. Das Werk hatte Khalil Bey in Auftrag gegeben, ein osmanischer Diplomat und Sammler erotischer Kunst. Es hing hinter einem grünen Samtvorhang, den Bey bei abendlichen Festen vor ausgewählten männlichen Gästen feierlich teilte.

Spielschulden zwangen Bey, das Gemälde zu verkaufen, danach ging es durch mehrere Hände. Im Zweiten Weltkrieg wurde es von russischen Truppen erbeutet und später nach Paris zurückgebracht. 1955 kaufte der französische Psychoanalytiker Jacques Lacan das Bild und hängte es im Büro seines Landhauses in Guitrancourt auf. Lacan, der vor allem für seine Aussage »Frauen existieren nicht« bekannt sein dürfte, ließ seinen Schwager einen doppelten Rahmen mit einer Holzplatte als Abdeckung für *L'origine* bauen. »Lacan«, schreibt Élisabeth Roudinesco in ihrem Buch *Lacan, envers et contre tout*, »überraschte gerne Besucher, indem er die Holzplatte vorsichtig beiseiteschob und zeigte, dass Courbet Lacan schon vorweggenommen hatte: ›Der Phallus ist im Gemälde.‹« Lacan konnte die Vagina nicht sehen, sondern nur den Schwanz, der in seiner Vorstellung gerade herausgezogen worden war.

....

Am nächsten Tag findet bei der Menopausen-Konferenz in Amsterdam ein Mittagessen statt, das von dem Unternehmen Fotona gesponsert wird, dem Hersteller eines Vaginallasers mit dem Namen Smooth. Ein Gruppe von Ärzten preist das Gerät an. »Es dreht die Uhr um fünfzehn Jahre zurück«, behauptet einer der Ärzte. Ein anderer vertraut uns an, er habe das Gerät nach dem Kauf zuerst an seiner Arzthelferin ausprobiert. »Nach nur einer Behandlung«, sagt er, »hatte sie eine schöne Nacht mit ihrem Mann.«

Im Internet findet man viele positive Bewertungen von vaginalen Laserbehandlungen. Allerdings drücken auch Dutzende Frauen ihre Enttäuschung aus. »Keine Besserung nach drei Behandlungen.« Eine andere Frau klagt nach der Behandlung über Schmerzen: »Die Stelle verheilt nicht gut und ist verätzt. Warum wurde ich vor dieser Nebenwirkung nicht gewarnt?« Besonders beunruhigend liest sich der Bericht der Frau, die nach ihrer Behandlung ein *vaginales Trauma* empfindet: »Der Laser hat übel wehgetan. Es ist ein Laser, er wird in die Vagina eingeführt und macht sich am Gewebe zu schaffen. Im Baugewerbe nennt man so was Sandstrahlen, und genau so hat es sich angefühlt. Ich habe gekeucht und geschrien und mich am Tisch festgeklammert.« Als es vorbei war, fragte die schockierte Frau die Arzthelferin, ob ihre Reaktion normal gewesen sei, weil sie nirgendwo gelesen hatte, dass die Behandlung schmerzhaft sei. »Ja«, antwortete die Arzthelferin, »Ihre Reaktion ist normal.«

Ich kann verstehen, dass eine engere, glattere Vagina Frauen das beruhigende Gefühl gibt, sie würden dem männlichen Idealbild entsprechen. Aber ich bin immer noch nicht überzeugt davon, dass sich wirklich nur die Frauen Gedanken über Enge und Geschmeidigkeit machen. Ich fürchte, dass die vaginale Verjüngung ein Schwindel ist. Im Juli 2018, ein Jahr nach der Konferenz, verschickte die Lebensmittelüberwachungs- und Arzneimittelbehörde FDA Warnschreiben an Cynosure, den Hersteller von MonaLisa Touch, und sechs weitere Hersteller von Lasern und verlangte, sie sollten nicht mehr behaupten, ihre Geräte würden Vaginen verjüngen. »Diese Produkte bringen ernsthafte Risiken mit sich, und es gibt keine ausreichenden Beweise dafür, dass sie den genannten Zweck erfüllen«, sagt Dr. Scott Gottlieb, der Leiter der FDA. »Wir sind sehr besorgt, dass Frauen Schaden erleiden.«

Dr. David Matlock, Gründer des Laser Vaginal Rejuvenation Institute in Los Angeles und Star der Reality-TV-Serie *Dr. 90210*, ist auch dafür berühmt, dass er durch eine chirurgische »Wonder-Woman-Rundumerneuerung« seiner Partnerin die »perfekte Ehefrau« erschaffen hat. In einer Folge der Talkshow *The View* von 2010 hält Dr. Matlock ein Plastikmodell einer Vagina hoch und erklärt, die Erschlaffung der Vagina durch Geburten und das Altern sei »ein riesiges Problem«. Seinen Patientinnen bietet er eine vaginale Grundsanierung an: Operationen wie eine Variante der Labioplastik, bei der ein Teil der Schamlippen weggeschnitten wird, eine Vaginalplastik, bei der die Muskeln um die Vagina zum Teil weggeschnitten und gestrafft werden, und vaginale Laserbehandlungen. Joy Behar, eine der Moderatorinnen von *The View*, hält davon nicht viel: »Finden Sie nicht, dass so ein Eingriff in Wirklichkeit die Männer glücklich macht und nicht die Frauen?« Dr. Matlock schüttelt den Kopf. Wenn Frauen in seine Praxis kommen, sagt er, fragt er sie, ob sie die Vagina eines achtzehn, sechzehn oder vierzehn Jahre alten Mädchens wollen. Whoopi Goldberg lacht verlegen, während Behar sichtlich angewidert ist. »Wenn sie ›vierzehn‹ sagen«, fährt Matlock fort, »schüttle ich nur den Kopf und sage: ›Sie sind ein wirklich böses Mädchen.‹«

»Wir wissen«, schreibt die feministische Philosophin Jacqueline Rose, »dass Frauen perfekt aussehen und der Welt ein makelloses Bild präsentieren sollen, damit der Mann sich in der Konfrontation mit dem Anderen nicht mit einem Mangel auseinandersetzen muss.«[82]

• • • •

In meinem kleinen weißen Hotelzimmer in der Spuistraat mitten in Amsterdam liege ich in Unterwäsche auf dem Bett, esse Chips aus der Minibar und nippe an einer Flasche Rosé. Ich beobachte die Seemöwen, die im violetten Dämmerlicht über die Ziegeldächer fliegen. Die Ärzte bei der Konferenz sind Experten. Sie sollten wissen, was das Beste für mich ist. Ich würde ihnen gerne glauben. Aber ich will mir meine Vagina nicht als schadhaft und unnormal vorstellen, als müsste ihr sofort mit Medikamenten und Lasereingriffen zu Leibe gerückt werden. Der Alterungsprozess lässt meine Fruchtbarkeit enden und verändert meinen Körper – das ist natürlich. Aber es wird nicht anerkannt. Stattdessen betrachtet die Medizinbranche meinen Körper als defizitär, als einen Gegenstand, den man reparieren muss. Ich betrachte die schlaffe Haut an meinen Oberschenkeln, meinen schwabbeligen Bauch, die dicken Adern in meinen Füßen. Begreifen sie nicht, wie sehr ich mich bemühe, meinen alternden Körper zu lieben? Wie sehr ich mich anstrengen muss, um ihn nicht abstoßend zu finden? »Ich war ein Körper«, schreibt Roxane Gay in ihrem Buch *HUNGER. Die Geschichte meines Körpers,* »der repariert werden musste, und es gibt viele von uns auf dieser Welt, die mit solchen absolut menschlichen Körpern leben.«[83]

• • • •

Für die Psychoanalytikerin Ann Mankowitz liegt die größte Herausforderung der Wechseljahre darin, dass Frauen verarbeiten müssen, weniger begehrt zu werden. »Das Problem mit der

Menopause«, schreibt sie, »ist nicht, dass Frauen kein sexuelles Verlangen mehr spüren würden, sondern dass ihre Fähigkeit, in anderen sexuelles Verlangen zu wecken, abnimmt.«[84] Eine der Frauen, die mir von ihren Erfahrungen schrieb, stimmt dem zu: »Ich erinnere mich daran, wie Männer mich früher ansahen, wie sie über mich sprachen, dass ich eine gewisse Macht verspürte – es war nicht unbedingt etwas Sexuelles, aber das gehörte doch dazu. Es war die Macht, etwas Vielschichtiges zu entfachen, das ich nicht ganz verstand.«

Sogar meine buddhistische Freundin, die Verlangen als die Wurzel des Leidens und Lossagung als einzigen Weg zu Frieden ansieht, will ihre sexuelle Lust nicht aufgeben: »Dadurch lerne ich mehr über mich als durch alles andere.« Wenn ich verknallt bin, rät sie mir, meinen Gefühlen nicht nachzugeben, sondern herauszufinden, welche Eigenschaften mein Schwarm besitzt, die ich mir selbst wünsche, Dinge wie Freiheit, Selbstsicherheit oder Sinnlichkeit. Sie hat nicht unrecht. Ein Liebhaber, ob nur in Gedanken oder in der Wirklichkeit, kann als himmlischer Begleiter zum geliebten, unendlichen Gott führen.

In den Wechseljahren lässt die Begierde nach meinem Körper nach, aber meine eigene Begierde ist tiefer, komplexer, sogar metaphysisch geworden. Manchmal will ich Gottes Körper genauso wie den meines Mannes, wenn nicht noch mehr.

»Wovon handeln die meisten Liebesgedichte tatsächlich?«, fragt die Dichterin Anne Carson in ihrem Buch *Eros the Bittersweet*. »Nicht von der Geliebten. Von diesem Loch.«[85] Das Loch ist ebenso ein emotionaler wie ein körperlicher Ort. Eine Leere. Wenn ich dich begehre, ist ein Teil von mir fort.

In diesem Sinne, schreibt Georges Bataille in seinem Buch *Die Erotik*, verhalte sich die Sinnlichkeit zur Mystik wie ein plumper Versuch zu einem vollkommenen Werk.[86]

••••

Als es ganz dunkel geworden ist, schalte ich die Nachttischlampe ein, ziehe meine Jeans und ein T-Shirt an und gehe hinaus in den Amsterdamer Abend. Der Mond spiegelt sich auf dem dunklen Wasser als gesplitterte Silberscheibe, die mir von Kanal zu Kanal folgt. Die frisch ausgeschlagenen Bäume sind verschwommen, zart, erhaben. Ich laufe durch *straat* um *straat*, und ohne es zu wollen, bin ich plötzlich wieder einmal im Rotlichtviertel De Wallen.

Die Blutstraße finde ich nicht, aber die Gebed Zonder End, die Gasse Gebet Ohne Ende. Ich frage mich, ob ich auch nach Amsterdam geflogen bin, um nach De Wallen zurückzukehren, nicht nur wegen der Menopausen-Konferenz. Aber ich erkenne die Gegend kaum wieder, es herrscht nicht mehr diese leicht schmuddelige Atmosphäre. Alles wirkt wie eine Stufe hochgeschaltet. Es macht den Eindruck, als würde hinter ebenso vielen Schaufenstern Gras für E-Zigaretten angeboten wie Sex.

Die Kleidung der Sexarbeiterinnen ist so ausgefallen, dass sie ironisch wirkt. Eine Frau trägt einen Blümchen-BH und Leggins mit Pünktchen. Eine andere kombiniert ein neongelbes Dessous mit hohen, engen Latexstiefeln. Ihr Eyeliner und ihr Lippenstift strahlen weiß unter dem Schwarzlicht, sie sieht aus wie eine Mondgöttin – Hekate oder Kuhu, der zu Ehren die Menschen früher bei Feiern kleines sichelmondförmiges Gebäck aßen. In den 1960er-Jahren waren die Räume hinter den Schaufenstern im Amsterdamer Rotlichtbezirk wie winzige bürgerliche Wohnzimmer eingerichtet, mit Blümchentapeten, Lampen, Gemälden und Vorhängen. Damals saßen die Damen angezogen wie junge Ehefrauen auf Polstersesseln. Heutzutage ist der Sex von aller Häuslichkeit befreit. In wenigen Jahrzehnten hat sich das sexuelle Ideal von der jungen Ehefrau im Trägerkleidchen zur Anime-Figur gewandelt, zu Göttinnen, die in einem grünen Lichtstrahl von einem fernen Planeten auf die Erde gebeamt wurden.

••••

»Meine Frau mit der offenen Muschi«[87], so bezeichnete Duchamp sein letztes Werk *Étant donnés* in Briefe an seine Geliebte, die brasilianische Bildhauerin Maria Martins. Kritiker sahen in der Arbeit einen Anklang von Courbets *L'origine du monde*, von dem Duchamp Reproduktionen gesehen hatte, und von der *Femme aux bas blancs*, der *Frau mit den weißen Strümpfen*, einem weiteren Gemälde von Courbet. Auf diesem zweiten Bild sitzt eine nackte Frau am Ufer eines Sees, ihr Geschlecht dem Betrachter zugewandt, und zieht einen Strumpf über die Zehen ihres rechten Fußes. Die offene Muschi von Duchamps Akt ist, anders als bei Courbet, weder üppig noch realistisch, sondern haarlos und deformiert.

Maria Martins, Duchamps fünfundfünfzigjährige Geliebte, diente ihm als Modell für die Frauenfigur in *Étant donnés*. 1946, auf dem Höhepunkt ihrer geheimen Affäre, formte Duchamp Martins' Körper nach. Vier Jahre später kehrte Martins mit ihrem Ehemann, einem Diplomaten, in ihre Heimat Brasilien zurück. Duchamp fühlte sich, als würde er ertrinken: »Ich bin vollkommen verloren«, schrieb er ihr in einem Brief, »seit wir voneinander getrennt sind.«

Étant donnés ist von Ruhe geprägt: Die Zeit steht still, und der Wasserfall, das einzig Lebendige, wirkt hypnotisierend. Der Blick wird beinahe magnetisch vom Geschlecht der Frau angezogen. Es hat weder Schamhaar noch einen Venushügel und kaum Schamlippen, nur einen seitlich verschobenen Spalt, der zu einem seltsam geformten Loch führt. Manchen Interpretationen nach soll es das Geschlecht durch den Tod verzerrt darstellen, das Werk soll die Trauer um die verlorene und damit quasi tote Geliebte darstellen. »Ihre Stummheit wird durch unsere Unfähigkeit, uns genau an sie zu erinnern, verstärkt«, schreibt die Kunstkritikerin Helen Molesworth, »so deute ich das Problem der deplatzierten Labien – als physische Manifestierung des verzerrten Gedächtnisses.« Andere Kritiker interpretieren das Geschlecht als frustrierten Mund. Feministinnen haben angemerkt, die Vulva sei weder abstrakt noch unrealistisch, sondern traumatisiert. Die Frau habe eine Genitalverstümmelung erlitten.

Ich habe unverhaltnismäßig viel darüber nachgedacht, was oder ob überhaupt etwas an dem Loch in *Étant donnés* falsch ist. Das Schamhaar ist abrasiert, Vulva und Labien sind bestenfalls geschrumpft und schlimmstenfalls weggeschnitten. Will Duchamp sagen, die Vagina in den Wechseljahren sei surreal? Eine reife Vagina sei auf ihre eigene Art ebenso unvergesslich wie eine jungfräuliche? Vielleicht will Duchamp mir zeigen, dass die Muschis, die wir durch eine fremde Linse sehen, sei sie künstlerisch oder pornographisch, immer tot sind. Ich frage mich, ob er mich verspottet, ob sein Werk die visuelle Behauptung ist, dass die Welt voller Schwänze ist, aber immer noch nicht mit einer einzigen Muschi klarkommt.

Die offene Muschi als *porte de sortie*, als eine Art ultimativer Notausstieg. Jedes Mal, wenn ein Phallus in ein Loch dringt, besteht die Hoffnung auf eine Vereinigung, die etwas bedeutet, die sowohl die körperliche als auch die metaphysische Kluft überbrückt. Doch der Euphorie folgt häufig Traurigkeit. *Omne animal postcoitum triste est.* »Alle Tiere sind nach dem Sex traurig.« In Chatrooms im Internet bin ich Männern begegnet, die Frauen die Schuld für diese Traurigkeit geben: »Wenn das Mädchen meiner Ansicht nach nicht hübsch ist, eine 5 oder weniger, werde ich schwermütig, weil ich mich selbst anwidere.« »Man wird depressiv, wenn man früher erstklassige Weiber gevögelt hat und dann nur noch mittelmäßige oder minderwertige kriegt.« Enttäuschung und Traurigkeit nach dem Sex wandeln sich zu Feindseligkeit und stürzen wie ein Betonblock auf den weiblichen Körper nieder.

••••

Bei einer der letzten Veranstaltungen der Konferenz stellen Ärzte einer Expertenrunde Fallstudien aus ihren Praxen vor. Dr. Johannes Bitzer aus der Schweiz ist als Erster an der Reihe. Ein Mann Ende sechzig mit einem grauen Bart und einem zerknitterten Pullover, er sieht aus wie Freud am Morgen nach einer Koksparty. Im Unterschied zu den anderen Ärzten setzt Dr. Bitzer auf eine ganzheitliche Behandlung von Wechseljahrsproblemen, wozu Sexualtherapie, Meditation und sogar Lichttherapie gehören.

»Eine zweiundfünfzigjährige Frau«, setzt er an, »kommt zu ihrer jährlichen Vorsorgeuntersuchung zu mir. Gegen Ende unseres Gesprächs sagt sie: ›Ich interessiere mich nicht mehr für Sex. Wenn mein Mann nicht wäre, käme ich gut ohne Sex aus, aber für ihn ist es ein Problem.‹«

Das erste Mitglied der Expertenrunde, ein hagerer Mann mit einem langen, blassen Gesicht, nimmt das Mikrophon. Er kennt solche Fälle aus seiner Praxis zuhauf. Er sagt: »Männer nehmen Viagra und sehen sich im Internet Pornos an, um sich zu stimulieren.« Er reicht das Mikrophon an den Arzt neben sich weiter, der mit den Schultern zuckt und sagt: »Was soll man machen, wenn seine Frau ihn nicht mehr erregt?« Der Letzte in der Runde, ein großer niederländischer Arzt mit einem kantigen Kinn, beugt sich zum Mikro vor. Seine Stimme hallt laut: »Dieses Paar ist dysfunktional.«

Das am wenigsten dysfunktionale ältere Paar, das ich in der Literatur fand, war lesbisch. In June Arnolds *Sister Gin* verliebt sich Su, die gerade in den Wechseljahren ist, in die über achtzigjährige Mamie Carter. In der vorletzten Sexszene des Romans findet Su das Geschlechtsteil ihrer Geliebten trotz des Alters erotisch und verlockend: »Zwischen [Mamie Carters] Beinen lag Kraft, da war nichts Teigiges, wo das Fleisch geschmeidig genug war, um vom Knochen zurückzuweichen und dieses pralle Knöpfchen zu entblößen, hart wie Granit, und den aufrechten, purpurnen Teil von ihr, der sich wie eine Tiernase gegen Sus Handfläche presste.«[88]

Dr. Bitzer wirkt von der Antwort der Runde enttäuscht. Niemand ist auf die Gefühle der Frau eingegangen oder wollte herausfinden, was sie sich gewünscht hätte. Aus dem Publikum, das größtenteils aus Schulmedizinern besteht, kommen Vorschläge wie Hormone und Laser, alles, um eine nicht funktionierende Vagina wieder in Gang zu bringen. »Viele Paare«, antwortet Dr. Bitzer schließlich, »führen jahrzehntelang dysfunktionale Beziehungen.« Es ist keine positive Aussage, aber auf ihre Art die mitfühlendste, die ich auf der gesamten elften europäischen Menopausen-Konferenz gehört habe.

••••

»Ich bin nicht tot«, schreibt die Romanautorin Kathy Acker. »Ich habe meine Möse. Ich habe meine Möse; sie ist kein Loch, sie ist ein Tier, und ich liebe das Tier.«[89]

10.

DER WAL GEWINNT

Der Flug von New York nach Seattle ist unruhig. Ich kralle die Hände in meine Beine und verspreche Gott, wenn er das Flugzeug nicht abstürzen lässt, werde ich dankbar sein und endlich akzeptieren, dass mein Leben nicht irdisch, sondern göttlich ist. Nach dem Flug fahre ich mit dem Shuttlebus mehrere Stunden lang an der Küste Richtung Norden nach Bellingham. Unterwegs halten wir unter anderem am Tulalip Casino, das einen Schwertwal im Logo trägt. Am Fährhafen von Anacortes sitze ich im Warteraum – Fahrkartenschalter auf der einen Seite, ein Imbiss auf der anderen – zusammen mit grauhaarigen Menschen in Freizeitkleidung. Es sind auch zwei junge Männer da, beide mit langen Pferdeschwänzen. Einer trägt ein Batik-T-Shirt, der andere hat einen Rucksack dabei. Drei reizende kleine Mädchen in Hello-Kitty-Sweatshirts spielen auf dem Boden vor ihrer Mutter, die einen grünen Sari mit goldenen Fransen trägt.

Die Salish Sea ist das Heimatgewässer von J2, auch Granny genannt, und den anderen wild lebenden Southern Residents. In diesem Meeresgebiet wurde Lolita vor über vierzig Jahren gefangen. Dazu gehören die Straße von Georgia, die Juan-de-Fuca-Straße und der Puget Sound vor Seattle. Zwei schneebedeckte Bergketten, die Cascades und die Olympic Mountains, fassen den Puget Sound ein. Zahlreiche Flüsse münden in die Salish Sea, darunter der Columbia, der Nooksack, der Dungeness und der Chilliwack River. Ich stehe auf dem Deck der Fähre und betrachte das Wasser, auf dem sich silbriges Licht spiegelt. Der Wind rauscht mir um die Ohren und weht Muster ins Wasser. Neben mir landet ein Kormoran auf dem Handlauf des Decks. Er hat einen schimmernd violetten Hals, sein Kopf ist schwarz, und als er den Schnabel öffnet, sehe ich seine blutrote Kehle.

••••

Nachdem ich in Friday Harbor in meinem Hotel eingecheckt habe, gehe ich über die Straße zu Herb's, der örtlichen Version vom Gasthaus zum blasenden Wal in *Moby Dick*. An jeder Straßenlaterne hängen hölzerne Silhouetten von Schwertwalen, und im Souvenirladen sehe ich Plätzchenausstecher, Trockentücher, Skateboards und Ofenhandschuhe mit Schwertwalen. In der Kunstgalerie werden Windspiele, Briefkästen und Gürtelschnallen mit Schwertwalen angeboten. Im Herb's gibt es keine hüfthohe Wandvertäfelung wie in Melvilles Gasthaus, es ist kein Bollwerk altmodischer Handwerkskunst und serviert auch keine Muschel- oder Fischsuppe. Mit den knorrigen Kieferpaneelen oben an den Wänden und an der Decke kann man allerdings schon das Gefühl bekommen, man wäre in einem gekenterten Schiff gefangen. An der Decke hängen ein Dutzend orangefarbener Rettungsringe. Ein Schwarm geschnitzter Lachse schwimmt über den Zapfhähnen.

Das Herb's wird von harmloseren Gesellen bevölkert als Melvilles halbwilden Seeleuten in ihren zerlumpten Jacken, den Wollschals vor dem Gesicht und den vor Eis starrenden Bärten. Neben ein paar etwas abenteuerlich aussehenden jungen Männern mit beeindruckend zerzausten Haaren, die Kajakwanderungen leiten, wie ich später erfahre, sind die Gäste vor allem sonnengebräunte Ortsansässige und Wochenendmatrosen. Nur mein Barkeeper mit seinem schwarzen Bart, dem roten Halstuch und den zahlreichen verblassten grünen Tätowierungen sieht hochseetauglich aus.

Neben meinem Bier liegt der Matrilinien-Leitfaden des Center for Whale Research. Ich habe die dicke geheftete Broschüre vor einem Jahr bestellt, und sie ist schon zerlesen. Die sogenannten Pods der Schwertwale, also ihre Familienverbände, umfassen mehrere Matrilinien, vier Generationen von Weibchen, von der Urgroßmutter bis zu den Urenkelinnen und den männlichen Nachfahren. Von jedem der achtundsiebzig Southern Residents ist ein Foto abgedruckt, eine Nahaufnahme der Rückenflosse und des Sattelflecks. Alle Rückenflossen unterscheiden sich ein wenig voneinander. Sie befinden sich auf der Mitte des Rückens und sind grob dreieckig, aber manche sind länger, manche kürzer, einige sind oben gebogen, anderen sehen wie eine römische Nase aus, wie Melville es beschrieb. Viele tragen auf der Rückseite Kerben, weil sie Bootsschrauben zu nah gekommen sind. Der Sattelfleck liegt direkt hinter der Rückenflosse und sieht aus wie ein großes Muttermal, jeder hat seine eigene Form und Farbe. Manche ähneln zarten Rauchwolken, andere sind eher weiß als grau, als wäre Schnee auf die Salish Sea und die Wale gefallen.

Schwertwale haben einen riesigen Körper, sie sind fünfmal so lang wie ein Mensch und hundertfünfzigmal so schwer. Ihre Körper sind groß, aber auch fest, muskulös, nass und glänzend. Mit ihren schwarzen Rücken und weißen Bäuchen bilden ihre gegensätzlichen Farbtöne eine vollkommene Einheit, wie das chinesische Zeichen für Yin und Yang. Ihre schwarzen Brustflossen ragen wie flache Paddel aus dem Körper, wo bei einem Landsäuger die Arme wären. Ihre Fluken, die Seeleute früher für die Schwänze von Meerjungfrauen hielten, sind bogenförmig und in der Mitte deutlich eingekerbt. Direkt vor ihren ovalen weißen Augenflecken sitzen die kleinen Augen, die wie beim Menschen braun oder blau sein können. Wo die Nase sitzen würde, verjüngt sich die Schnauze der Schwertwale wie bei Delphinen. In ihren rosa Mäulern stecken Zungen so groß wie ein Badetuch, und sie haben oben und unten je eine Reihe großer Zähne. Auf dem Kopf sitzt das Atemloch, eine Öffnung von der Größe einer Cantaloupe-Melone, die beim Tauchen mit einem schwarzen Hautlappen verschlossen wird. Anders als bei Menschen, die unbewusst atmen, findet die Atmung bei Schwertwalen bewusst statt. Wenn die Tiere Sauerstoff brauchen, schwimmen sie an die Oberfläche, öffnen das Blasloch, stoßen übelriechende, feuchte Luft aus und saugen neue Atemluft ein.

Ich hatte gehofft, ich könnte mir die Rückenflossen einprägen. Vor allem interessieren mich die Matriarchinnen. J16, ein 1972 geborenes Weibchen, das Slick genannt wird, hat eine klassisch geformte Rückenflosse mit einem Sattelfleck, der wie eine dräuende Gewitterfront aussieht. K12, die auch 1972 geboren wurde und Sequim genannt wird, hat eine dicke, gedrungene Rückenflosse und einen blassen, durchbrochenen Sattelfleck. L25, die fünfundachtzigjährige Walkuh, von der man annimmt, dass sie Lolitas Mutter ist, hat eine gerade, oben nur ganz leicht gebogene Rückenflosse, ihr Sattelfleck ist weiß und zart. Ich starre auf die Seiten des Leitfadens und sehe ein, dass es unmöglich ist: Ich werde die Wale nie auseinanderhalten können. Ich werde ihnen nicht nah genug kommen, um ihre Sattelflecken zu erkennen, und für mein ungeübtes Auge werden alle Rückenflossen gleich aussehen. Ich beschließe, mich auf J2 zu konzentrieren, auf Granny. Sie hat eine breite Rückenflosse mit einer großen Einkerbung in der Mitte. Die Kerbe, die wahrscheinlich von einer Bootsschraube stammt, ist eher gebogen als dreieckig. Der Sattelfleck von J2 hat die Form eines kleinen Schwertwalkalbs.

Ich habe so viel über Granny herausgefunden, wie ich konnte. Sie wurde 1911 geboren, im gleichen Jahr wie Ginger Rogers und Mahalia Jackson. Einmal wurde sie dabei beobachtet, wie sie mit ihrem Pod eine Gruppe Transients, also nicht ortstreuer Wale, an einen Strand trieb, weil sie gewagt hatten, im Revier des J-Pods zu jagen. Ab 2011 hatte Granny J37 an ihrer Seite, Hy'Shqa. Als J37 etwa ein Jahr später ihr erstes Kalb bekam, wurde spekuliert, dass Granny die junge Mutter beraten hatte. Seitdem sieht man sie oft zusammen mit ihrem Urenkel L87, einem fünfundzwanzigjährigen Männchen, das vor Kurzem seine Mutter verloren hat. Granny wurde dabei beobachtet, wie sie mit Tümmlern spielte und für jüngere Mitglieder ihres Pods als Babysitter einsprang, damit die Mütter jagen konnten. Dr. Deborah Giles, die ehemalige Leiterin des Center for Whale Research und zurzeit als Wissenschaftlerin bei Friday Harbor Labs, erzählte mir, sie habe oft gesehen, wie der J-Pod durch die Haro-Straße geschwommen sei und J2 dabei mit ihrer Fluke aufs Wasser schlug, »wie eine Lehrerin in ihre Trillerpfeife bläst«. Dann reihte sich nicht nur der J-Pod schnell hinter ihr auf, sondern auch der K- und L-Pod.

J2 ist das bekannteste Weibchen, J1, genannt Ruffles und wahrscheinlich Grannys Sohn, war das bekannteste Männchen, bis er 2011 starb. Ruffles konnte man an seiner riesigen, gewellten Rückenflosse und seiner langsamen, bedächtigen Art zu tauchen leicht erkennen. Bei Walforschern hieß J1 nur der Große, und er surfte gerne. »Er hielt direkt auf die Containerschiffe zu«, erzählte mir Dr. Giles, »und surfte dann auf ihren Bugwellen.« Jüngere männliche Wale jagen tagsüber in Gruppen, kehren abends aber an die Seite ihrer Mütter zurück. Matriarchinnen wie Granny pflegen eine enge Beziehung zu ihren Söhnen. Ältere Mütter fangen für ihre männlichen Nachkommen Lachse. Die Beziehung zwischen Mutter und Sohn ist so wichtig, dass nach dem Tod der Mutter die Wahrscheinlichkeit, dass der Sohn innerhalb eines Jahres stirbt, achtmal so hoch ist wie sonst. Das könnte an der schlechteren Nahrungsversorgung liegen, aber Dr. Giles vermutet emotionale Gründe: »Die Kühe haben Kälber, um die sie sich kümmern, aber für männliche Wale bleibt die Beziehung zur Mutter ihr Leben lang die wichtigste emotionale Bindung.« Solange J1 lebte, wich er J2 kaum von der Seite. Er übernahm auch die Beschützerrolle für den Familienverband.

Als der J-Pod einmal in die Nähe eines Walbeobachtungsboots schwamm, blieb J1 bis zuletzt und achtete darauf, dass J42, der neugeborene Echo, und seine Mutter J16, genannt Slick, vor der Bootsschraube in Sicherheit waren, bevor er ihnen folgte.

Jeder Wal besitzt eine eigene Persönlichkeit, eigene körperliche Merkmale und einen festen Platz in der Kultur der Wale. Bei Walen gibt es ebenso wie bei Menschen vertikale und horizontale Elemente der Kultur. Wie Hal Whitehead und Luke Rendell 2015 in ihrem Buch *The Cultural Lives of Whales and Dolphins* schrieben: »Kultur ist die Weitergabe von Informationen von einem Tier an ein anderes.« Zur vertikalen Kultur, den Fertigkeiten, die von Generation zu Generation weitergegeben werden, gehören Sprache, Jagdtechniken sowie sexuelle und soziale Verhaltensweisen. Transients bringen ihren Kälbern bei, an den Strand zu schwimmen, eine Robbe zu fangen und sich mit einer Welle zurück ins Meer tragen zu lassen. Es wurden schon an leeren Stränden Mütter gesehen, die ihren Kälbern diese Technik zeigten. Auch die Begrüßungszeremonie der Southern Residents ist erlernt. Die Mitglieder der einzelnen Pods reihen sich auf, halten kurz inne, dann beginnen die Pods K, L und J laut zu rufen und bilden mit ihren Freunden aus anderen Pods kleine enge Grüppchen. Wie Squaredance oder religiöse Feiern ist es ein Ritual, das die älteren Gruppenmitglieder den jüngeren beibringen.

Horizontale Elemente der Kultur sind Trends, Dinge, die sich spontan entwickeln, aufgegriffen werden und sich schnell in der Gruppe verbreiten. Ähnlich wie der Pixie Cut, Rollerblades oder Ameisenfarmen. Den stärksten Trend erlebten die Southern Residents 1987. In diesem Sommer spielte ein Weibchen aus dem K-Pod zum ersten mit einem toten Lachs und schob ihn durchs Wasser. Fünf Wochen später hatte fast jedes Mitglied der Pods K, L und J einen toten Lachs zum Spielen. Im Herbst hatten die Wale das Interesse schon wieder verloren, und man sah keinen Wal mehr, der einen toten Lachs vor sich herschob oder im Maul trug.

Das wichtigste Werkzeug der Kulturvermittlung ist die Sprache. Schwertwale geben eine Fülle verschiedener Rufe und Klicklaute zur Echoortung von sich. Die Rufe folgen unterschiedlichen Mustern und ähneln als Kommunikationssystem dem Morsealphabet. In jedem Pod werden mehr als einhundert verschiedene Laute verwendet. Manche werden von allen Pods benutzt, andere nur von einzelnen. Die Wale erzeugen die Laute, indem sie Luft durch verschiedene Nasensäcke und Höhlen pressen. Die Geräusche werden vom Fett- und Bindegewebe in der Stirn der Wale übertragen und gebündelt wie Sonar ausgesandt.

Erich Hoyt, der in den 1970er-Jahren als einer der Ersten die Sprache der Wale erforschte, nahm Walgesänge auf, spielte sie verlangsamt ab und versuchte, sie an seinem Synthesizer nachzuahmen. Bei einer Bootsfahrt mit einem Filmteam, so berichtet er, reagierten mehrere Wale fasziniert auf das Hydrophon, das unter dem Boot angebracht war. Sie beschallten das Hydrophon ganz gezielt. Hoyt schaltet den Kassettenrekorder ein, drehte die Lautstärke des Synthesizers auf und spielte auf den Tasten die Rufe nach. »Zwei Sekunden verstrichen«, schreibt Hoyt, »dann ging es los: Ein kleiner Chor aus Walen – drei, vielleicht vier – sang perfekt nach, was ich gerade vorgespielt hatte.«[90] Hoyt war überrascht, dass die Wale nicht ihren ursprünglichen Ruf wiederholt, sondern seine langsamere, laienhafte Version imitiert hatten.

Sex ist ein weiterer wichtiger und alltäglicher Bestandteil im Leben der Wale. »Walen sind Berührungen sehr wichtig«, erzählt mir Giles, »sie sind sehr sinnliche Wesen.« Es wurde schon beobachtet, dass Gruppen junger Männchen miteinander spielten und dabei ihre Penisse – die auch als Seeschlangen bezeichnet werden, 1,80 Meter lang und so dick wie ein Feuerlöschschlauch – übereinanderlegten. Geschlechtsreife Männchen paaren sich mit Weibchen aus anderen Gruppen. Die Matriarchinnen genießen sexuelle Aktivitäten ebenso wie alle Schwertwale und beteiligen sich aktiv. »Es war nichts Ungewöhnliches, die Wale beim Sex zu beobachten«, sagt mir Giles, »und auch nicht, dass J2 mitmachte.« Möglicherweise unterrichten ältere Kühe die jüngeren Bullen in Sexualpraktiken. Es kann sein, dass sie Sex einsetzen, um Spannungen innerhalb der Gruppe abzubauen oder weil sie Sex schlicht mögen. »In ihrer Kultur«, sagt Giles, »gibt es nicht dasselbe Tabu wie bei Menschen: Schlaf nicht mit alten Frauen.«

Wenn beim Geschlechtsakt tatsächlich Nachwuchs gezeugt wird, sind bei der Geburt auch andere Mitglieder der Gruppe involviert. Bringt eine Walkuh ein Kalb zur Welt, versammeln sich mehrere Weibchen, auch die Matriarchinnen, um das Neugeborene und heben es an die Wasseroberfläche, damit es seinen ersten Atemzug machen kann. »Es sind so viele Weibchen dabei«, schreibt die Walforscherin Alexandra Morton, »dass man nicht sagen kann, wer die Mutter ist, alle berühren das Baby am ganzen Körper.«[91] Die Zahnabdrücke, die man nach der Geburt von J50 auf ihrem Kopf erkennen konnte, bedeuten möglicherweise, dass sie falsch herum, nämlich mit dem Kopf zuerst, geboren wurde und ein älteres Weibchen, vielleicht sogar Granny, als Hebamme fungierte und das Kalb aus der Mutter zog.

····

Ich bin die Erste am Kreisverkehr vor dem Fähranleger in Friday Harbor, wo mich ein Kleinbus zur Walbeobachtung abholen soll. Ich setze mich auf eine Bank und lese *The Unprofessionals*, einen 2008 erschienenen Roman von Julie Hecht mit einer Erzählerin in den Wechseljahren: »Mittlerweile lebte ich den zweiten Monat ohne Seele, und so langsam gewöhnte ich mich an das Gefühl. Vor zwei Jahren begann mein Ich zu erlöschen –

wahrscheinlich fing es schon viel früher an –, doch jetzt war ich bald tatsächlich über neunundvierzig, und die Zeit war reif.«

An der Smallpox Bay, die von einem schwarzen Kieselstrand gesäumt wird und in die Haro-Straße mündet, parken wir den Kleinbus, laden die Kajaks ab und tragen sie hinunter zum Strand. Die Tourleiter – Matt, ein Student mit langen roten Haaren und Pferdeschwanz, und Will, der gerade in Michigan sein Studium abgeschlossen hat – erklären uns, wie wir unsere Rettungswesten anlegen, die Spritzdecken überziehen, das Paddel halten und es flach aufs Wasser drücken müssen, wenn wir eine Pause machen wollen. Außer mir nimmt ein junges Pärchen an der Tour teil. Als jemand den Mann fragt, ob er Wale mag, dreht er sich um, zieht sein Shirt hoch und zeigt uns seine Tätowierung von einem Buckelwal. Ein zweites Pärchen ist in teurer Ausstattung erschienen, beide arbeiten für Animal Planet. Eine weitere Frau ist allein gekommen, so wie ich, eine Broadway-Produzentin etwa in meinem Alter. Ihre Haare sind schwarz gefärbt, ihre Haut ist straff und blass. Wir vergleichen unsere Ausrüstung, unsere Gore-Tex-Jacken und Neoprenschuhe. Matt sagt uns, dass wir im Kajak auf keinen Fall aufstehen dürfen. Er demonstriert uns, wie man einsteigt – breitbeinig und plumpsen lassen oder seitlich reinschwingen. Will erklärt, wenn wir Wale sehen, sollen wir schnell ein »Päckchen« bilden: die Boote nah nebeneinanderbringen und uns an den Paddeln des Nachbarn festhalten. So kentert man nicht so leicht.

Ich sitze vorne und Matt hinten, als wir uns mit dem Heck voran ins flache Wasser abstoßen. Ein Reiher schnappt einen silbrigen Fisch und legt den Kopf in den Nacken, damit der Fisch in seinen Schnabel und den langen Hals hinuntergleitet. Weiter draußen auf der Bucht ist das Wasser unruhiger. Erstaunt merke ich, wie tief das Kajak im Wasser liegt und wie sehr es mit jeder Welle auf und ab schwankt. Wir paddeln auf den Lime-Kiln-Leuchtturm zu, vor dem das Hydrophon hängt, dem ich monatelang zugehört habe. Matt zeigt uns ein Adlernest hoch oben in einer Kiefer und den Adler selbst, der auf den obersten Zweigen eines krummen Amerikanischen Erdbeerbaums mit roter Rinde sitzt. Die Farben decken die ganze Palette ab: gelbes Gras, rote Rinde, die dunkelgrünen Blätter und dann das graublaue Wasser mit bläulich grünen Stellen.

Will macht uns auf eine Spiegeleiqualle aufmerksam, sie hat einen hellblauen durchscheinenden Körper und eine Mitte, die an ein Eigelb erinnert. Violette Seesterne hängen an Steinen unterhalb der Flutlinie. In einem Feld aus Braunalgen machen wir eine Pause. Die Pflanzen sehen aus wie riesige Zwiebeln mit großen, glasigen Knollen und langen, flachen Blättern, die unter uns treiben. Matt erzählt uns etwas über die Robben auf den Felsen mit ihren dicken Fettschichten und dem geschmeidigen Fell. So langsam begreife ich, dass wir eher eine Naturführung als eine Walbesichtigung unternehmen. Als wir für unsere Mittagspause zurück an den Strand paddeln, ist abzusehen, dass wir keine Wale zu Gesicht bekommen werden. Ich esse meinen Energieriegel und setze meine Sonnenbrille auf, um meine Enttäuschung zu verbergen.

Die Studentin, die sich für die Menopausenstudie alle 751 Stunden Filmaufnahmen von Walen angesehen hat, interessiert sich seit einem Praktikum im Center for Whale Research auf San Juan Island für die Southern Residents. »Jeder hat eine eigene Persönlichkeit«, erklärt Emma Foster mir. »Manche sind verspielt, andere schüchtern.« Während der Woche beobachtete Foster die Wale vom Boot des Centers aus, und sogar an ihren freien Tagen zog es sie in den Lime Kiln Point State Park, wo sie den Walen vom Ufer aus zusah. »Es fühlt sich unglaublich an, wenn man sie beobachtet«, sagt sie, »es macht richtig süchtig und ist ganz eigenartig.« Im Gegensatz zu mir hat sich Foster die Formen der Rückenflossen und Sattelflecken der Southern Residents eingeprägt. Von den Aufnahmen, die in einem Zeitraum von fünfzehn Jahren entstanden, weiß sie, dass die älteren, nicht mehr fruchtbaren Weibchen die Pods anführen, wenn die Lachse knapp sind und Nahrungsmangel herrscht.

Nach dem Mittagessen steigen wir wieder in unsere Kajaks. Der Wind hat sich ein wenig gelegt, das Wasser ist ruhiger. Als wir die Bucht verlassen und die Salish Sea erreichen, sagt der Mann mit dem Buckelwal-Tattoo, er habe im Westen Wale entdeckt. Ich sehe sie, kleine schwarz-weiße Gestalten, die sich teilweise aus dem Wasser schieben oder richtige Sprünge vollführen. Matt weist uns an, ein Päckchen zu bilden. Ich halte das Paddel meines Nachbarn fest. Will hält Braunalgen gepackt, die im Meeresboden wurzeln, damit wir nicht weggetrieben werden. Wenn wir mehr Zeit hätten, sagt Matt, würden wir uns in eine kleine Bucht in der Nähe zurückziehen. Die Wale sind schnell, sie tauchen immer wieder auf und unter. Ihre Rückenflossen sind größer, als ich sie mir vorgestellt habe, sie ragen hoch über dem Wasser auf. Massige Köpfe schieben breite Wellen vor sich her. Wenn sie auftauchen, strömt das Wasser von ihren Rücken wie Regen von einem Hausdach. Die Dame vom Broadway ist besorgt, weil sie direkt auf uns zuschwimmen. Könnten wir kentern? Matt erinnert uns daran, dass wir die Paddel unserer Nachbarn gut festhalten sollen. Ich spüre, wie das Kajak sich leicht hebt.

Als die Wale näherkommen, verstummen alle. Wir sind hochkonzentriert. Mein Puls geht schneller, mein Herzschlag lässt meine Rippen zittern. Drei Meter vor unserem Kajak tauchen zwei Wale auf, ihre Augenflecken sind so weiß, dass sie strahlen, ihre Rückenflossen ragen hoch in die Luft. *Kapuuf!* Nacheinander blasen beide Wale. Die Kajaks stoßen auf dem unruhigen Wasser aneinander. Ich bin ein kleines Landlebewesen, das am Rande eines weiten Meeres voller Riesen treibt. Ich senke den Blick und sehe mehrere Wale, die unter unseren Booten hindurchschwimmen, ihre weißen Bäuche schimmern durch das grünliche Wasser. Unser Kajak hebt sich, und dann ist vor mir, vielleicht einen Meter entfernt, ein riesiger Schwertwal. *Kapuuf!* Ich sehe ein braunes Auge, das mich direkt anblickt, den glänzenden, numinosen, mächtigen Leib. »Das ist Granny«, sagt Matt. »Ich erkenne die Kerbe.«

Auf dem Rückweg herrscht im Kleinbus immer noch Schweigen. Ich bin selig und müde. Als ich wieder in meinem Hotelzimmer bin, rufe ich Leute an der Ostküste an und erzähle ihnen, dass ich Granny gesehen habe. Ich muss darüber reden. Aber jedes Mal, wenn ich erzählt habe, wie die riesigen schwarzweißen Tiere unser Floß aus gelben Kajaks umgeben haben, lege ich auf und fühle mich, als hätte ich etwas verloren, als würde ich das Erlebnis verraten und die Begegnung als bloße Unterhaltung darstellen. Wenn ich die Wale als vor Leben sprühend, muskulös und beeindruckend groß beschreibe, werden sie zu visuellen Wesen, die von mir losgelöst sind. Dabei empfand ich sie tatsächlich als eine Erweiterung.

Später erfuhr ich, dass die Bootsführer und Naturforscher aus dieser Gegend mein Erlebnis als Orca-gasmus bezeichnen.[92] »Wenn die Wale auftauchen, werden die Leute erstmal still«, erzählt mir ein Tourleiter. »Dann machen sie Geräusche wie beim Sex, sie atmen schwer, sagen *aah*, *ooh*, und *mein Gott*.« Wale zu sehen ist nichts Passives, es ist eine körperliche Erfahrung. »Wenn die Wale aus dem Wasser springen«, erklärte ein Parkranger Forschern, »ist es wie ein Höhepunkt. Bei Füchsen reagieren die Leute nicht so.«

In dieser Nacht kann ich kaum einschlafen. Zum einen halten mich die üblichen Schlafprobleme der Wechseljahre wach. Zum anderen ist es stickig, es gibt keine Klimaanlage im Zimmer, die gegen die ungewöhnliche Hitzewelle im Staat Washington ankämpfen könnte, und ich höre die Musik aus dem Herb's auf der anderen Straßenseite. Wenn jemand hineingeht oder herauskommt, schallt der Lärm herüber. Vor allem aber bin ich immer noch wie berauscht davon, dass ich Granny gesehen habe. J2 ist ein heiliges, mythologisches Wesen, das eine enorme Kraft ausgestrahlt hat.

Es war kein warmes, wohliges Gefühl. »Wir begegnen uns erst dann selbst«, schreibt der Naturforscher Loren Eiseley, »wenn wir uns in einem anderen Auge als dem menschlichen gespiegelt haben.«[93] Grannys Blick war wachsam, distanziert, abschätzend, verständig und besorgt. »Das Tier blickt uns an«, schreibt Derrida, »und wir stehen nackt vor ihm. Vielleicht beginnt mit diesem Augenblick das Denken.«

Jahrelang las ich die Transzendentalisten, diese liebenswerten viktorianischen Hippies. Bei Emersons Essay »Natur« ließ ich mir Zeit und sinnierte über meine Lieblingsstellen nach: »Die Natur hält auch dem genauesten Blick stand. Sie lädt dazu ein, ihr kleinstes Blatt auf Augenhöhe zu betrachten und wie ein Insekt seine Weite zu erkennen.« Ich wollte wie die Transzendentalisten das Göttliche in der Natur spüren. »Die Natur«, schreibt Thoreau, »ist von Genie, von Göttlichem erfüllt, so dass keine Schneeflocke ihrer gestaltenden Hand entgeht.« Jetzt begreife ich, dass die Natur nicht von Göttlichkeit *erfüllt* ist und dass die Transzendentalisten nicht weit genug gegangen sind. *Die Natur selbst ist Göttlichkeit.* Galway Kinnell schreibt: »Wenn den Dingen und Wesen auf dieser Welt nichts Geheimnisvolles innewohnt, dann gibt es so etwas nicht.«

Als Tochter eines Pfarrers habe ich schon immer viel über Spiritualität nachgedacht. Ich lese immer wieder Bücher über die Wurzeln des Christentums, den Sufismus und buddhistische Meister. Ich nehme Auszeiten in Klöstern und höre mir theologische Podcasts an. All das macht mich spirituell nicht klüger. Ich bin ehrlich gesagt etwas tumb, wenn es um Religion geht. Glaube ist nichts, was ich einfach so empfinde. Auge in Auge mit dem Wal wirkte ein Großteil meiner Religion rein spekulativ, sogar fadenscheinig. Ich will sowohl das »Mehr«, von dem William James schreibt, als auch das »Echte«, das J2 verkörpert.

Als ich später wach werde, ist die Musik verstummt. Ich blicke durch mein Fenster auf den Milchglasschirm der Straßenlaterne, eine helle Hausecke, ein matt erleuchtetes Fenster. Ich weiß, dass ich schlafen sollte, aber mein neuer Platz im Universum gibt mir das Gefühl, als würde mein Gehirn brennen. Und nicht wegen des Hormonentzugs. Ich will nicht, dass die Zeit weiterläuft und mich von den Walen, von Granny trennt. Bei ihr war es ein wenig wie in der Nacht, nachdem ich meine Tochter geboren hatte. Ich hatte ein Wesen aus mir gepresst, das von Salzwasser und Blut benässt war, und kam mir vor wie in der Meeresmitte des Lebens. Jede Minute, die verstrich, trennte mich weiter von einem Erlebnis, das zu groß war, um es zu begreifen. Es war etwas Reales, aber nichts, was sich als Wert beziffern ließ, sondern nur, wie der Philosoph Jean-Luc Marion erklärte, als das »Unmögliche«[94] darstellen ließ, wie Geburt, Tod, Eros, Gott. J2 zu sehen war, wie die Geburt meiner Tochter, ein Ereignis, das sich jeder menschlichen Bewertung entzieht.

••••

Der Plan, wie Lolita aus ihrer Gefangenschaft in der Touristenfalle in Miami befreit und abtransportiert werden soll, liest sich wie ein Science-Fiction-Roman. Ein Kran soll Lolita mit einer Schlinge, die speziell für ihren gewaltigen Körper hergestellt wurde, aus dem Becken heben. Die Schlitze für die Brustflossen sollen mit »scheuerfreiem Material« gefüttert sein. Im Transportflugzeug, vorzugsweise einer Boeing C-17 Globemaster, wird man ihr Becken mit Eiswürfeln kühlen. Das begleitende Team aus Tierärzten und Trainern, alle in den gleichen Neoprenanzügen, werde ihre Rückenflosse eincremen, um sie feucht zu halten, und sie mit Wasser besprühen. Mithilfe eines Saugnapfs werden die Tierärzte permanent Lolitas Herzschlag überwachen.

Wenn Lolitas Flugzeug in Seattle gelandet ist, soll sie ihren alten Namen Tokita zurückbekommen; er stammt von dem Tierarzt, der sie im Puget Sound für das Seaquarium ausgewählt hat. Mit einem Transporter und der Fähre wird man sie nach Orca Island bringen. In ihrem Wassergehege wird Lolita darauf trainiert werden, Menschen nicht mehr mit Futter zu verbinden. Sie wird lernen, lebende Lachse zu jagen. Irgendwann wird der L-Pod, dem Lolitas Mutter L25 – Ocean Sun – und drei andere Mitglieder ihrer Gruppe, die ihre brutale Gefangennahme 1970 miterlebt haben, nahe genug heranschwimmen, dass Lolita ihre Rufe hören kann. Man hofft, dass Lolita antworten und den L-Pod näher locken wird. »Die folgende Wiedervereinigung«, schreibt das Orca Network in seinem Plan über die Freilassung, »wäre ein einmaliges Ereignis im kollektiven Gedächtnis von Lolita und ihrer Familie.«

Als ich zum ersten Mal von Lolitas Gefangenschaft und den Plänen zu ihrer Freilassung hörte, nahm ich an, es könne nur noch Monate dauern. Jeden Samstag und Sonntag halten Demonstranten Dutzende Autos davon ab, zum Seaquarium zu fahren, und in der Presse tauchen seit Langem immer wieder negative Berichte auf. Ich habe mir oft ausgemalt, auf Orca Island in der Nähe des Wassergeheges Zeugin zu werden, wie Lolita in ihre Heimatgewässer herabgelassen wird. Aber obwohl Tierschützer nach wie vor demonstrieren und Klagen einreichen, weiß ich mittlerweile, dass das Seaquarium Lolita niemals freilassen wird. Dem Besitzer des Seaquariums, dem Unternehmen Palace Entertainment, gehören außerdem Boomers Long Island, Story Land, Dutch Wonderland und ein Park namens Wet 'n Wild sowie fünfzig weitere Vergnügungsparks. 2007 wurde Palace Entertainment für 330 Millionen Dollar an das spanische Unternehmen Parques Reunidos verkauft. Auf der Webpage mit der Liste seiner Investoren berichtet das Unternehmen, nach einer leichten Flaute 2015 würden die Besucherzahlen wieder steigen. Der Gewinn 2016 betrug über 584 Millionen Dollar.

....

Wäre Lolita frei, könnte sie zu einer reifen Anführerin ihrer Gruppe werden, zu einer der Matriarchinnen, deren Führungsposition Wissenschaftlern hilft zu verstehen, warum sich die Menopause entwickelt hat. Darwins Theorien zufolge pflanzen sich Tiere fort, bis sie sterben, und zeugen so viele Nachkommen wie möglich. Die Menopause mit dem Ende der Fruchtbarkeit in der Mitte des Lebens widerspricht diesem grundlegenden Prinzip. Es gibt verschiedene Erklärungsansätze dafür, warum die Menopause entstanden ist. Die erste und immer noch vorherrschende Theorie sieht den Grund in einer längeren Lebensdauer – wir überleben einfach unsere fruchtbare Phase, die Menopause existiert nur, weil wir eigentlich schon tot sein sollten. Vertreter dieser Theorie argumentieren damit, dass Frauen früher nicht viel älter als fünfzig wurden. Neue Forschungen haben allerdings gezeigt, dass eine hohe Säuglingssterblichkeit die Statistiken verfälscht hat und es schon immer Frauen gab, die nach der Menopause noch lange gelebt haben. Eine andere Theorie geht von einem Fortpflanzungskonflikt aus und nimmt an, wir würden unfruchtbar werden, um nicht in Konkurrenz zu unseren erwachsenen Töchtern zu treten. Dieser Theorie zufolge wäre unsere Energie besser eingesetzt, wenn wir unsere Töchter und ihre Nachkommen unterstützten, als mit ihnen zu wetteifern. Die Theorie der Partnerwahl legt zugrunde, dass alle Männer, sowohl jüngere als auch ältere, jüngere Frauen bevorzugen und sich die Unfruchtbarkeit bei älteren Frauen deshalb evolutionär entwickelt hat. Die Partnerwahl ist als Grund heftig umstritten, weil Männer zwar angeben, jüngere Partnerinnen zu bevorzugen, viele Primaten, darunter Schimpansen, allerdings ältere vorziehen.

Die Patriarchen-Hypothese, die Frank Marlowe von der Harvard University vertritt, habe ich in Hugh-Hefner-Hypothese umbenannt. Wenn männliche Mitglieder einer Spezies, so diese Theorie, sich über ihre Blütezeit hinaus einen hohen Status und Fortpflanzungsmöglichkeiten erhalten können, fördert die natürliche Selektion eine längere Lebenserwartung. Das Gen für Langlebigkeit liegt nicht auf dem männlichen Y-Chromosom, sondern auf dem weiblichen X-Chromosom. Anders gesagt werden wir nach der Menopause mitgeschleift, weil Männer länger leben, um jüngere Frauen zu vögeln: »Wenn ihre Partnerinnen die Menopause erreichten, versuchten die Männchen, jüngere Weibchen für sich zu gewinnen, und den ranghöheren Männchen gelang es. Evolutionär gesehen waren langlebige Männchen im Vorteil, die ihre reproduktive Fitness verdoppeln und mit einer neuen Partnerin eine zweite Familie gründen konnten.«

Wie Sie vielleicht schon vermutet haben, wurden all diese Theorien von Männern entwickelt und verbreitet und vor allem durch Computersimulationen und die Spieltheorie getestet. Kristen Hawkes, die mit ihren Forschungen die Großmutter-Hypothese weiterentwickelte, stützte sich auf Daten von lebenden Jägern und Sammlern.[95] In den 1980er-Jahren studierte Hawkes die Aché, eine nomadische Gruppe von Jägern und Sammlern in Paraguay. Dort bemerkte sie, dass die Männer ihre Familien nicht mit ausreichend Nahrung versorgen: »Das erjagte Fleisch wurde mit allen Mitgliedern der Gemeinschaft geteilt und war nur sporadisch verfügbar.« Danach untersuchte Hawkes die Hadza, eine Gruppe von Jägern und Sammlern in Tansania. Bei ihnen wurde klarer, wie Familien die nötige Nahrung bekommen: »Sie waren direkt vor unseren Augen. Diese alten Damen strotzten vor Energie. Frauen über sechzig und siebzig sammelten genauso viel oder mehr Essen – Pflanzenknollen und Beeren – für ihre Familien wie jüngere Frauen.« Die Großmutter-Hypothese besagt, dass ältere Frauen ab der Lebensmitte unfruchtbar sind, damit sie die Kinder ihrer Töchter versorgen und die ganze Gruppe beraten können. »Man kann Frauen, die selbst keine Kinder mehr bekommen, nicht als postreproduktiv bezeichnen«, sagt Hawkes. »Auch wenn sie selbst nicht mehr fruchtbar sind, weist viel darauf hin, dass sie einen wichtigen Beitrag zur Reproduktion ihrer Gene leisten.«

»Ich finde es faszinierend«, erzählte mir Darren Croft, Professor für Verhaltensbiologie an der University of Exeter, »dass sich bei Menschen und Schwertwalen die gleiche Fortpflanzungsstrategie entwickelt hat.« Croft bezeichnet die Menopause als »ein großes Rätsel der Evolution«. Seine Forschung über Schwertwale belegte zusammen mit den Ergebnissen von Emma Foster, wie wertvoll die postreproduktiven Anführerinnen der Familienverbände sind: »Die ältesten Tiere mit der größten Erfahrung wissen am ehesten, wann und wo sie Nahrung finden können.« Wie die älteren Kühe bei Walen sind ältere Frauen »entscheidend für Gemeinschaften von Sammlern und Jägern«. Diese Mitglieder können der ganzen Gruppe helfen, Probleme zu lösen und auf mögliche Gefahren zu reagieren. Ihre Vermittlung von Wissen erklärt, warum sich die Menopause evolutionär durchsetzen konnte. »Es ist erstaunlich«, sagt Croft, »wie viel uns die Wale über uns selbst verraten können.«

••••

Nachdem ich gesehen habe, wie J2, Granny, ihre Gruppe durch die Haro-Straße geführt hat, gehe ich davon aus, dass ich kurze Zeit später bei meinem dreitägigen Campingausflug noch einmal Wale beobachten kann. Dieses Mal ist unserer Tourleiter Sam, ein ernsthafter junger Mann mit grünbraunen Augen, roten Haaren und einem roten Bart. Zu unserer Gruppe gehören ein Ärztepaar aus Colorado, beide CrossFit-Meister in ihrer Altersgruppe über siebzig, eine Bienenforscherin und ihr Partner, ein französischer Experte für künstliche Intelligenz. Außerdem noch Wayne, ein Gefängniswärter aus Ohio, und seine Tochter Vickie, die an Cheerleader-Wettbewerben teilnimmt. Zu einem T-Shirt mit der Aufschrift RETTET DIE WALE trägt Vickie eine Kette und Ohrringe mit Schwertwalen, und während wir uns bereit machen und die Kajaks packen, macht sie immer wieder lächelnd Selfies.

Wir paddeln fast vier Stunden lang, gute fünfzehn Kilometer, über aufgewühltes Wasser nach Reid Harbor auf Stuart Island, wo die Salish früher ihr Sommerlager aufschlugen. Hohe Bäume fassen ein Dutzend Lagerplätze und ein erhöhtes Toilettenhäuschen mit Schindeln ein. Die Bucht glitzert im schwächer werdenden Licht. Ich schlage mein Zelt auf und rolle meinen Schlafsack aus. Vor meinem Zelt diskutieren Wayne und die Ärzte über Jesus. Der Arzt ist Geburtshelfer und sagt, wenn er ein Kind entbinde, spüre er die Gegenwart und Herrlichkeit Jesu. *Warum Jesu?*, schreibe ich in das kleine Notizbuch, das ich aus meiner wasserdichten Tasche gezogen habe. Warum nicht die Wunder und Herrlichkeit des weiblichen Körpers?

Am Picknicktisch in der Mitte unseres Campingplatzes schneide ich Gemüse für unser Abendessen, während Sam den Propanherd aufbaut. Er erzählt mir von dem Projekt in Panama, bei dem er Zwergfaultiere beobachtet hat, und dem Promotionsstudiengang für Umweltpsychologie und Evolution, den er im Herbst an der U. C. San Diego besuchen will. Zügig packt er die Plastikbehälter mit Kochutensilien, die Pfanne, ein Glas Salsa, Blechteller und blaue Emailletassen aus. Vickie kommt herüber. Sie erzählt uns, der Film *Free Willy* habe bei ihr das Interesse an Walen geweckt. Eine Weile lang ließ sie die Live-Webcam aus SeaWorld Tag und Nacht laufen. Als sie den Film *Blackfish* sah, begriff sie, dass man Wale nicht gefangen halten sollte. Vickies Vater hat gespart, damit sie Wale beobachten können, die Reise hat er ihr zum Highschool-Abschluss geschenkt.

Nach dem Abendessen sitzen alle am Lagerfeuer. Wayne fängt mich ab, als ich von der Toilette zurückkomme. Er hat mitgehört, dass mein Vater Pfarrer war und ich am College unterrichte, und auch, dass ich mit dem Glauben hadere. Wayne sagt, er wolle mir ein Video zeigen. Darin erzählt ein ehemaliger Professor aus Stanford, dass seine Bildung es ihm schwer gemacht habe, Jesus anzunehmen. »Als der Professor das beiseitegeschoben hat«, sagt Wayne, »konnten er und Jesus Freunde sein.«

Will ich mit Jesus befreundet sein? Auf jeden Fall habe ich oft über ihn nachgedacht und war sogar neidisch auf seine einzigartige Verbindung zum Göttlichen. Hätte ich in diesem Moment eine Geschichte über Jesus auswählen sollen, hätte ich die Frau mit den Blutungen aus dem Markusevangelium genommen. Im Griechischen wird sie als *haemorrhoissa* bezeichnet, als »blutende Frau«. In verschiedenen Übersetzungen leidet die Frau an Blutungen, Blutfluss und – meine Lieblingsbezeichnung – Blutgang. Die blutgängige Frau. Dem jüdischen Gesetz nach lebte diese Frau jahrelang in einem unreinen Zustand. Sie berührt den Saum von Jesu Gewand. Er muss ihr nicht die Hand auf den Kopf legen, sie muss nicht seine warme Berührung spüren. Die blutende Frau handelt selbst, um ihre Blutungen zu stoppen. Sie muss sich nicht mit Jesus anfreunden, um geheilt zu werden.

Am zweiten Tag paddeln wir von Stuart nach Posey Island, und Sam erzählt uns von den Problemen, mit denen die gefährdeten Southern Residents zu kämpfen haben. Die Lärmverschmutzung setzt sie unter Stress und erschwert es ihnen zudem, zu jagen und sich zu orientieren. Umweltverschmutzung. Giftstoffe, darunter PCB, die sich in den Körpern der weiblichen Schwertwale anlagern, mit der Muttermilch weitergegeben werden und die Überlebenschancen der Kälber stark senken. Nahrungsmangel. Die Lachse werden immer weniger und kleiner.

Zu den Gründen gehören Überfischung, Dämme, die den Zugang zu Laichgebieten behindern, und Krankheiten. Wildlachse brechen in Wassergehege von Zuchtlachsen ein und stecken sich mit Parasiten an, besonders häufig mit fleischfressenden Lausen. Sam erzählt uns von einem neuen wissenschaftlichen Gutachten, dem zufolge die Southern Residents in hundert Jahren aussterben werden, wenn die Zahl der Lachse weiterhin abnimmt.

»Wie die anderen«, schreibt W. S. Merwin in seinem Gedicht »Der Letzte«, »fiel der Letzte in seinen Schatten. / Er fiel in seinen Schatten auf dem Wasser. / Sie brachten ihn fort, sein Schatten blieb auf dem Wasser.«

Posey Island, vor der Einfahrt zu Roche Harbor gelegen, ist winzig. Gerade groß genug für ein halbes Dutzend Lagerplätze und ein Toilettenhaus. Das Ufer besteht aus spitzen schwarzen Steinen. Robben, die an kleine, kahle Männer erinnern, schwimmen vorbei. Es ist kalt und verhangen. Vickie ist missmutig, weil wir keine Schwertwale gesehen haben. Ich habe mein Zelt auf der anderen Seite der Insel aufgeschlagen, weit weg von den anderen, und nach dem Abendessen kommt Sam herüber und setzt sich auf die Felsen. Er ist frustriert. Mit den Erwartungen der Leute, die Wale sehen wollen, umzugehen ist der schwerste Teil seiner Arbeit. Er wurde schon gefragt: *Wann lassen Sie die Wale raus?*, als wäre die Salish Sea ein großes SeaWorld. Leute haben traurig gesagt: *Wir haben nur einen Buckelwal gesehen.* Einige verlangen ihr Geld zurück, wenn sie keine Wale gesichtet haben. Besonders schwierig findet er es, wenn Menschen Wale gesehen haben und trotzdem enttäuscht sind. »Die Leute«, sagt er, »verstehen nicht mehr, was Wildnis bedeutet.«

Weil er weiß, dass ich ein Dutzend Bücher über Meeressäuger gelesen habe, fragt Sam mich, ob ich glaube, dass sie spirituelle Wesen sind. Ich erzähle ihm von dem Sonnenritual in Alexandra Mortons Buch *Die Sinfonie der Wale. Mein Leben mit den Riesen der Meere*. Morton arbeitete in den 1970er-Jahren in SeaWorld mit den Schwertwalen Corky und Orky. Jeden Morgen, bevor die Sonne aufging, spritzten die beiden Wale Wasser auf eine Stelle am Beckenrand auf Höhe der Wasseroberfläche. »Sie leckten diese Stelle mit ihren dicken rosa Zungen ab und schoben sich daneben aus dem Wasser.« Wenn die Sonne in den Himmel stieg und die ersten Strahlen ins Becken fielen, berührten sie das Wasser an genau dem Punkt, den die Wale zuvor markiert hatten. »Mit den Monaten wanderte dieser Punkt, weil die Erde anders zur Sonne stand, aber die Wale wussten immer genau, wo der erste Sonnenstrahl aufs Wasser treffen würde.« Sam erzählt von einem anderen Tourleiter, der gesehen hat, wie eine Schwertwalmutter ihr totes Kalb vor sich herschob. Irgendwann versuchte sie, das tote Baby in eine Felsspalte am Ufer zu drücken, so wie ein Sargträger einen Sarg in ein Mausoleum stellt.

An diesem Abend bilden sich am Lagerfeuer zwei Gruppen. Wayne, Vickie und das Ärztepaar reden wieder über Jesus, sein tiefes Leiden und wie glücklich wir uns schätzen können, dass jemand für uns dieses Leiden auf sich genommen hat. Es macht mich verrückt. Warum sollte man erstens wollen, dass jemand für einen leidet? Und zweitens gibt es an jedem einzelnen Tag und gab es im Laufe der Geschichte immer Menschen, die ebenso leiden wie Jesus, wenn nicht mehr. Die andere Gruppe besteht aus Sam und den beiden Wissenschaftlern. Sie unterhalten sich über neue DNA-Tests, durch die neue Arten voneinander abgegrenzt werden können. Bei einer westlichen Drosselart hat sich herausgestellt, dass es sich tatsächlich um zwei verschiedene Arten handelt. Beide Gespräche interessieren mich nicht. Ich folge dem Pfad zur anderen Seite der Insel, wo ich mein Zelt aufgeschlagen habe. Ich krabble in meinen Schlafsack, lege den Kopf auf meinen Rucksack und blicke hinaus auf das silbrige Wasser. Unzählige Sterne sind zu sehen, wie Salz, das auf violettem Papier verstreut liegt. Von dem stundenlangen Paddeln schmerzen meine Arme, und wie nach einer langen Autofahrt habe ich immer noch das Gefühl, ich würde mich bewegen, würde über das unruhige Wasser gleiten, zugleich im Widerstreit und eins mit dem Meer.

Am Morgen brechen wir das Lager ab. Vickie fragt Sam, wann wir Wale sehen werden. Verlegen antwortet Sam, er habe auf der Kurzwelle gehört, dass der J-Pod in der Haro-Straße gesichtet wurde. Auf dem gesamten Rückweg zur Smallpox Bay, um Henry Island herum, vorbei am Mosquito Pass und zurück in die Haro-Straße, paddle ich gegen den Wind, er bläst mir ins Gesicht, weht meine Haare zurück und verschluckt jedes Wort der anderen. Wir sind mit der Strömung unterwegs, aber es fühlt sich nicht so an. Die Wellen schlagen hoch, und jedes Mal, wenn die Spitze unseres Kajaks auf die Oberfläche klatscht, spritzt mir Salzwasser schroff ins Gesicht.

Nachdem wir alles aus den Kajaks geräumt und im Kleinbus verstaut haben, essen wir auf einer Klippe an der Smallpox Bay zu Mittag. Vickie hockt abseits der Gruppe auf einer Metallbank, das Gesicht dem Meer zugewandt, die Arme vor der Brust verschränkt und die Stirn gerunzelt. Als ihr Vater sich neben sie setzt, schüttelt sie seinen Arm ab und läuft den Weg hinunter zum Bus. Wir anderen sehen uns an; die Ärzte aus Colorado sind erfahrene Camper und von dem Ausflug begeistert, Wale hin oder her, und den Wissenschaftlern ist klar, dass Tiere sich nicht abhängig von menschlichen Zeitplänen zeigen.

Wayne und Vickie sitzen hinten im Kleinbus und weinen. Wayne hält eine Hand vors Gesicht, und Vickies Schultern beben; es ist ein Bild des Jammers, als hätte ihr Erlöser sie verlassen. Nach ihnen bin ich die Erste, die in den Bus steigt. Ich würde gerne behaupten, ich hätte mit Vickie nichts gemein, aber ich bin auch eine Walpilgerin, verletzlich und auf der Suche. Ich bin vom anderen Ende des Landes hergeflogen, bin mit einem Bus und dann einer Fähre gefahren und schließlich in ein Kajak gestiegen, um den Walen nahe zu sein. Ich habe von einer Audienz bei der großen Matriarchin J2 geträumt, und sie wurde mir gewährt. Hätte ich Granny nicht gesehen, hätte ich auch geweint.

Während des Ausflugs hat Wayne mich immer wieder mit seiner Theologie bedrängt. Jetzt revanchiere ich mich mit einem Einblick in meine. »Wale sind wie Gott«, sage ich. »Sie nicht zu sehen ist genauso wichtig, wie sie zu sehen.« Beide schauen mich an, aber nicht richtig, sondern auf die Stelle direkt über meinem Kopf, wie Babys es machen. »Deshalb ist es so schwierig«, schreibt Alan Watts, »vom Symbol und der Vorstellung von Gott zu Gott selbst überzugehen. Gott ist das reine Leben, und dieses Leben ängstigt uns, weil wir es weder behalten noch besitzen können und wir nicht wissen, was uns erwartet.«

Der Leviathan, der Wal, steht mehr als alle anderen Wesen für Gott. Er ist ein Platzhalter. Ahab verliert sein Leben bei dem Versuch, den weißen Wal zu besiegen. Nachdem Jona sich einer göttlichen Weisung verweigert hat, schickt Gott den Wal, um ihn zu verschlucken. Die verschiedenen Übersetzungen beschreiben Gottes Beziehung zum Wal mit unterschiedlichen Verben. Auf BibleGateway.com sehe ich mir die Versionen an. In der English Standard Version der Bibel wird *appointed* benutzt, Gott »ernannte« oder »berief« den Wal also, als wäre Gott ein Firmenchef und würde seinem Geschöpf einen neuen Posten zuweisen. Die New International Version benutzt das Verb *provide* – Gott stellt den Wal bereit wie der größte Requisiteur. In der King James-Bibel heißt es *The Lord prepared*, der Herr bereitete den Wal vor, machte den Wal bereit für seinen Einsatz, wie es ein Filmregisseur mit einem schwierigen Schauspieler tut. Diese Version ist besonders deutlich. Gott bringt seinen himmlischen Gesandten dazu, zu tun, was er will. Doch selbst das ist ungenau. Gott und der Wal sind nicht getrennt voneinander, sondern eins.

Ich selbst würde es grob so übersetzen: Gott, der Wal, verschlang mich.

....

Zu Hause in Brooklyn träume ich, ich würde in einem Zimmer, so groß wie eine Höhle, an einem kleinen Schreibtisch sitzen, wie dem Ikea-Tisch in unserem Wochenendhaus, und schreiben. Hoch über mir stehen in einer Ecke Bücher, viele Bände nebeneinander, thematisch sortiert. Ich bin in einer Bibliothek. Mein Schreibtisch bewegt sich, die Beine sinken in den weichen rosa Teppich. Ich schreibe auf einen Notizblock. Nach einer Weile blicke ich wieder auf. Vor mir steht eine Reihe Statuen von hageren Heiligen. Ich bin in einer Kathedrale, nicht in einer Bibliothek. Ich schreibe weiter. Als ich zum dritten Mal den Blick hebe, sehe ich die riesigen, gebogenen Rippen und das lange, elegante Rückgrat über mir.

II.

HEIMISCHE GEWÄSSER

Der Tiefpunkt meiner zweiten Reise zu den San Juan Islands war am letzten Abend der Campingtour erreicht. Wir lagerten auf Stuart Island, einem Ort, der im Regen längst nicht mehr so charmant wie im letzten Sommer wirkte. Dieses Mal gehörten mehrere Ingenieure zu meiner Gruppe, Männer über sechzig mit ihren erwachsenen Söhnen. Ich teilte mir ein Kajak mit einem der Söhne, einem jungen Robotik-Experten, der nörgelte, ich solle fester paddeln, und pausenlos über von Robotern gesteuerte Autos redete. Als ich ihm erzählte, dass ich dieses Buch schreibe, fragte er ungläubig, was in aller Welt Wale mit der Menopause zu tun haben könnten. Das ganze Erlebnis wurde nicht besser dadurch, dass meine geliebte J2, Granny, gestorben war. Im Oktober 2016, wenige Monate, nachdem ich sie gesehen hatte, wurde sie als vermisst gemeldet und am Ende des Jahres als verstorben eingestuft.

Als das Center for Whale Research Ende Dezember 2016 Grannys Status von vermisst zu tot änderte, war ich nicht auf den San Juan Islands. »Alle waren traurig«, erzählte Farhad Ghatan, der Bürgermeister von Friday Harbor, mir. »In der ganzen Stadt war es still.« Geschäfte hängten Schilder in ihre Schaufenster, auf denen »Ruhe in Frieden, Granny« stand, und das Walmuseum veranstaltete ein Mitbringbuffet, bei dem die Einheimischen von ihren Begegnungen mit der Matriarchin erzählten. Dr. Giles sprach über Grannys langes Leben und die vielen Veränderungen in dieser Zeit. Sie erlebte mit, dass die Lachse nicht nur weniger, sondern auch kleiner wurden, sie schrumpften von über vierzig auf knappe zehn Kilo pro Fisch. Die Lachse wurden kleiner, während die Boote größer wurden; gewaltige Containerschiffe durchqueren jetzt die Juan-de-Fuca-Straße. In Grannys Zeit wurden die vielen Tiere für Delphinarien gefangen, sie war nicht nur Zeugin, als Kälber wie Lolita mit Stoffschlingen aus dem Wasser gehoben wurden, sondern auch, als fünf Wale ertranken, während sie sich aus den Netzen befreien wollten.

Trotz all dieser Traumata und Veränderungen blieb Granny eine wandlungsfähige und mitfühlende Anführerin. »Wenn man ein Problem hat«, erzählte mir eine der postmenopausalen Frauen, die ich interviewt habe, über ihre karibisch-amerikanische Kultur, »geht man zur Matriarchin.« Granny wurde manchmal an der Seite der jüngeren Gruppenmitglieder beobachtet. Dann wieder schwamm sie allein, als wäre sie in Gedanken versunken. Meistens sah man J2 allerdings ganz vorne, wo sie neben dem J-Pod auch den K- und L-Pod leitete. »Sie war eine charismatische Anführerin«, sagt Giles. »Alle Wale folgten ihr bereitwillig.«

Bei meinem zweiten Campingausflug lag ich in der letzten Nacht mit schmerzenden Oberarmen in meinem Zelt und lauschte dem Regen, der auf die Nylonplane trommelte. Ich hatte mein Zelt auf einer kleinen Lichtung zwischen Bäumen aufgeschlagen, trotzdem kamen noch Tropfen durch. Phil, der netteste Ingenieur der Gruppe, kam herüber und machte mich darauf aufmerksam, dass ich vielleicht stark und selbstständig bin – »I am woman, hear me roar«, wie Helen Reddy singt –, aber die Außenplane falsch befestigt hatte. Außerdem richtete er mir von den Tourleitern aus, dass wir am nächsten Morgen früh aufbrechen würden, um hoffentlich auf dem Weg nach Smallpox Bay Rückenwind zu erwischen.

Ich war auf den letzten Seiten von *Moby Dick*: »Welch einsamer Tod nach einem so einsamen Leben!« Aber in der Dämmerung war die kleine Schrift schlecht zu erkennen. Am ersten Morgen des Campingausflugs hatte ich verschlafen und in meiner Eile, rechtzeitig am Bus zu sein, vieles vergessen, was ich brauchte. Ich hatte weder meine Taschenlampe dabei noch die kleine Lampe für mein Stirnband, die ich im Jahr zuvor genutzt hatte, wenn ich nachts zum Toilettenhaus musste. Auch mein Handy, meinen warmen Fleecepulli und meine Strickmütze hatte ich vergessen. Ich fror in meinem Zelt, und wenn es erst dunkel war, würde es noch kälter sein. Die Fahrt übers Wasser war beschwerlich und kräfteraubend gewesen; mir tat alles weh, und ich fühlte mich alt. Von einem der Tourleiter hatte ich mir eine Plastiktüte für die Verpackungen meiner Energieriegel und die getragene Unterwäsche geliehen. Ich machte mir Sorgen, weil ich die Tüte zwischen Innenzelt und Außenplane gestellt hatte. Überall auf dem Campingplatz warnten Plakate, man müsse Essen gut sichern, weil es auf dem Gelände von Waschbären wimmelte. Unten auf den Plakaten war ein Foto abgedruckt, auf dem ein Dutzend dieser Tiere über einen Picknicktisch herfielen.

Wegen der Waschbären machte ich mir Sorgen, aber meine eigentlichen Ängste gingen tiefer. In den Wechseljahren hatte ich oft das Gefühl, der Tod würde mich verfolgen, wie ein ausgesprochen kämpferischer Geist würde er mir ständig über die Schulter sehen. Statt den Tod wegzuschieben, wie ich es jahrelang getan hatte, musste ich lernen, mit ihm zu leben, meine körperlichen Grenzen zu akzeptieren und einzusehen, dass der Kreislauf der Erde nicht nur in der Welt da draußen stattfand, sondern auch in mir. Ob man es Verfall oder Veränderung nennt, ich bin wie alles in der Natur wiederverwertbar. »Wir lernen früh«, schreibt der Theologe Richard Kearney, »dass etwas, das literal verschwindet, figural zurückkehrt – nämlich als Zeichen und Symbol, als eine zweite Gegenwart in der Abwesenheit und durch die Abwesenheit.«[96]

Von Geräuschen direkt links neben meinem Zelt wurde ich wach. Ich blieb im Dunkeln reglos liegen. Es war eine Dunkelheit, in der Gott nicht nur das Licht ausgemacht hatte, er war auch rausgegangen. Das Rascheln hörte auf und fing wieder an. Ich tastete nach *Moby Dick* und schlug das Buch fest gegen die Zeltwand. Die Geräusche hörten auf. In der Stille hörte ich das klagende *huu-huu* einer Eule. Es war das erste Mal, dass ich den Vogel in natura hörte, nicht in einem Film oder im Fernsehen. Als das Rascheln wieder anfing und ich mit dem Buch gegen die dünne Zeltplane schlug, konnte ich buchstäblich nicht die Hand vor Augen sehen.

Eine Frau allein in einem stockdunklen Zelt mitten in einem Wald kann sich ganz schön in Panik hineinsteigern. Was, wenn die Waschbären in Wirklichkeit Bären waren? Oder die Ingenieure und ihre Söhne Satanisten? Das Gesicht vor Grauen verzogen, knallte ich abwechselnd *Moby Dick* gegen die Zeltwand und verkroch mich tief in meinem Schlafsack.

Natürlich bekam ich am laufenden Band Hitzewallungen, meine lange Unterwäsche war schweißnass, mein Pony klebte mir an der Stirn. Ich fühlte mich, als würde ich langsam in die Tiefe gezogen, in das Auge eines Strudels. Ich dachte an die Rache der Wildnis, mit der Horrorfilme gerne spielten, diese dunkle Kraft in der Natur, die wegen Rodungen und Ölkatastrophen stinksauer wurde. In einem Buch über die Exxon Valdez, das ich gelesen hatte, erzählt die Autorin, sie habe an einem ölverseuchten Strand einen schwarzen Plastiksack voll toter Tiere gefunden, die so dick mit schwarzer Schmiere verklebt waren, dass man nicht einmal die Art erkennen konnte.[97] Ich hatte noch nie bewusst darüber nachgedacht, aber Tiere hätten sich mit Fug und Recht rächen dürfen. Bei diesem Gedanken verlor ich das letzte bisschen Selbstbeherrschung, warf das Buch zur Seite und schlug mit den Fäusten gegen die Zeltwand, um endlich zu verschrecken, was immer sich da im Dunkeln bewegte.

••••

Ist der Tod die Grundlage jeder Angst? Während ich dieses Buch schrieb, häuften sich um mich herum die Leichen an. Granny. Colo, der Affe aus dem Zoo in Minneapolis. Auch geliebte Menschen. Meine fünfundachtzigjährige Freundin Miriam. Die Mutter meines ersten Mannes und seine Schwester, meine Stiefmutter und die Mutter meines jetzigen Mannes, meine Schwiegermutter Gail Hudson. Gail war der erste Mensch, den ich sterben sah. Mein Mann und ich standen an ihrem Krankenhausbett in New Orleans, als Blut von einem schweren Schlaganfall vom vorderen Teil ihres Gehirns in den hinteren drang. In den ersten Stunden hätte man denken können, dass sie schläft, aber dann wirkte ihr Gesicht wie eingefallen, und die Haut unter ihren Augen wurde dunkelgrau. In Gails letzten Stunden rang ihr Körper um Luft, ihre Brust hob und senkte sich mechanisch. Schließlich hörte sie auf zu atmen, ihr Herzschlag verlangsamte sich, auf dem Monitor an ihrem Kopf wurde die grüne Linie immer flacher. Die junge Assistenzärztin drückte Gail lange ein Stethoskop auf die Brust. *Sie ist von uns gegangen.* Gails Haut nahm einen zartvioletten Ton an, wie die Innenseite einer Muschel. Sie starb friedlich, wie man so sagt, aber das nahm dem Tod nichts von seinem Geheimnis. Wer war *sie*, und was war *gegangen*?

Vor dem Zelt schimmerte Licht. An dem bläulichen Schein erkannte ich, dass es von einem Handy stammte. Mit einem Mal begriff ich, dass jemand, wahrscheinlich einer der jungen Tourleiter, der kein Zelt hatte, auf meiner kleinen Lichtung unter den Bäumen Schutz vor dem Regen suchte. Ich würde nicht sterben – jedenfalls noch nicht. Mein Ächzen und Schlagen hatte er sicher als extreme Unruhe gedeutet, nicht als Todesangst. Ich hörte wieder den Regen auf dem Außenzelt, und der Mensch dicht neben mir, der es sich in seinem Schlafsack auf der Luftmatratze endlich bequem gemacht hatte, seufzte lang und zufrieden.

••••

Als ich mit diesem Buch begann, glaubte ich, wir würden bald unsere erste postreproduktive, Pods anführende amerikanische Präsidentin haben. Eine Wal-Matriarchin im Weißen Haus. Doch es kam anders. Stattdessen fand eine feministische Revolution statt. Wenn ich auf die letzten Jahre zurückblicke, kann ich die ersten Wellen erkennen. Von meinem Bürofenster in der Columbia University sah ich, wie Emma Sulkowicz ihre dunkelblauverhüllte Matratze über den Campus trug, um dagegen zu protestieren, wie wenig die Universität im Fall ihrer Vergewaltigung durch einen Kommilitonen unternommen hatte. Meine Tochter und die anderen Mitglieder ihrer Frauenband Wilt kamen an den Wochenenden nach Hause, um in Brooklyn aufzutreten. Sie waren empört darüber, dass sie heutzutage immer noch Angst haben mussten, nachts auf dem Heimweg überfallen zu werden. Die Frauen in meinem Literaturseminar beklagten sich darüber, dass sich die meisten Geschichten auf die Erlebniswelt von Männern konzentrierten, obwohl ich gleich viele Autorinnen wie Autoren ausgesucht hatte. Auch dieses Buch, das Sie gerade in der Hand halten! Ich wollte mich widersetzen und dagegen ankämpfen, dass unsere Kultur Frauen in der Menopause verunglimpft und stigmatisiert. »Die Frau in den Wechseljahren«, schreibt Germaine Greer, »ist die Gefangene eines Klischees und kann nur befreit werden, wenn sie ihre Geschichte selbst erzählt.«

Etwa alle zehn Jahre mache ich entweder eine Therapie oder schreibe ein Buch, um mir auf eine neue Art die Geschichte meines Lebens zu erzählen. In dieser Version geht es viel um den Tod, um Feminismus, um Wale, aber sie ist auch vielschichtig und generationsübergreifend. Ich bin nicht nur sechsundfünfzig, sondern auch sieben, zwölf, siebenundzwanzig, vierunddreißig und achtundvierzig. Meine Geschichte ist wie ein Chorgesang mit vielen verschiedenen Stimmen. Sie enthält so viele einzelne und doch miteinander verbundene Narrative, dass die Zeit mich manchmal schwindlig macht – ich habe gleichzeitig alle Alter und keines.

••••

»Will der Feminismus überhaupt etwas sein«, schreibt die Philosophin Avital Ronell, »muss er ein allumfassender Ruf nach Gerechtigkeit sein. Solange er bestimmte Menschen, Tiere oder sogar Pflanzen ausschließt, löst er seine Versprechen nicht ein.«[98]

Ich bastle ein Plakat für die Demonstration vor dem Seaquarium in Miami. Ich kaufe schwarze Kartonpappe und Papier in Neonpink. Aus dem Papier schneide ich Buchstaben aus – FREE LOLITA – und klebe sie auf den Karton. Ein Foto von Lolita, dem Wal, suche ich mir im Internet heraus und vergrößere es mit einem Kopierer auf das Zehnfache. Ich setze mich im Schlafzimmer auf den Boden und klebe es unter die Buchstaben. So sieht das Plakat noch nicht richtig aus, es ist zu leer. Irgendetwas fehlt. Es dauert ein paar Tage, bis ich begreife, dass mein Plakat ein zweites Bild braucht, ein Foto von der anderen Lolita, dem Mädchen, das in Nabokovs Roman gefangen ist. Ich kann ein Bündnis mit ihr eingehen, auch wenn es nur metaphorisch ist. Im Internet finde ich ein Foto der Schauspielerin Sue Lyon, die in Kubricks Verfilmung die Lolita gespielt hat. Ich klebe es neben das Bild ihrer Namensvetterin.

»Ich bin nicht frei«, schreibt Audre Lorde, »solange noch eine einzige Frau unfrei ist, auch wenn sie ganz andere Fesseln trägt als ich.«[99]

Es ist schon heiß an diesem Samstag Mitte April 2018, als ich mit anderen Demonstrierenden vor dem Miami Seaquarium stehe. Seit der Hurrikan Irma im September 2017 über Miami hinweggezogen ist, ist der Protest schärfer geworden. Das Seaquarium liegt auf einer schmalen Insel zwischen der Stadt Miami und Key Biscayne. Irma ließ den Meeresspiegel so hoch steigen, dass der Highway fast überspült wurde. Alejandro Dintiro, der die Demonstrationen zusammen mit Mirna Trujillo organisiert, erzählt mir, Lolita sei während des Sturms allein gelassen worden. Wild lebende Wale können bei Hurrikans sichere Orte aufsuchen, aber Lolita war ungeschützt. In ihrem kleinen Becken hätte sie gegen die Betonwand geschleudert oder von umherfliegenden Trümmern getroffen werden können. Sollte der Strom ausfallen und die Pumpe nicht mehr funktionieren, würde Lolita in verunreinigtem Wasser schwimmen. Lolita würde in ihrem Ausstellungsbecken sterben und niemals herausfinden, wer sie ohne ihre Gefängnismauern wäre. »Meine größte Angst ist es«, schrieb die frühere Waltrainerin Samantha Berg nach Irma in ihrem Blog, »dass Lolita nur ein paar Meter vom Meer entfernt in einem illegal kleinen Becken stirbt.«

Nach zwei Stunden in der heißen Sonne machen die erwachsenen Demonstrierenden allmählich schlapp, während die jüngste Teilnehmerin, die zwölfjährige Sara, das Megaphon übernommen hat. Sie trägt blaue Shorts, Tennisschuhe und ein lila T-Shirt, auf dem TIERE GEHÖREN NICHT IN EURE BLÖDEN BECKEN steht. Mit ihrer Mutter Jessica ist sie den weiten Weg aus Delaware hergekommen, um zu demonstrieren. Sara hält ein Plakat hoch, das sie mit schwarzem und rotem Edding beschrieben hat, 5 SCHWERTWALE WURDEN GETÖTET, UM LOLITA ZU FANGEN, und verteilt Flyer mit einem selbst verfassten Text: »Zehn Gründe, nicht das Seaquarium zu besuchen.« Ich erzähle ihr, dass ich an einem Buch arbeite, in dem es unter anderem um Lolita geht. Sara sieht mich bewundernd an, wie ich erst glaube, aber in Wirklichkeit ist es ein Blick auf Augenhöhe. »Ich auch!«, sagt sie.

Ich fühle mich Lolita eng verbunden, und dasselbe gilt für Sara. Zu den eindeutigen Vorteilen der Wechseljahre gehört, dass das unerschrockene kleine Mädchen in mir wieder hervorkommt. Meine Leidenschaft, die eine Weile im häuslichen Alltag untergegangen war, strahlt konzentriert in die Welt hinaus. Ich nehme Ungerechtigkeiten stärker wahr und will Widerstand leisten. Möglicherweise ist dieser Widerstand sogar ein Mittel gegen die Menopause. »Die extrem angespannte und zugleich hoffnungsvolle Atmosphäre dieser Zeit«, schreibt Grace Paley über die 1960er, »das ganze politische Klima und dieser besondere Moment für Frauen haben viel dazu beigetragen, dass ich mich an meine Wechseljahre nicht erinnern kann [...]. Ich habe einige meiner Altersgenossinnen gefragt, langjährige Freundinnen, und sie sehen es ganz ähnlich. Wir waren beschäftigt. Die widrigen Umstände ließen das Leben einfach intensiver erscheinen, und Hoffnung war unabdingbar.«

••••

Hoffnung ist unabdingbar. Die wilden Matriarchinnen haben mir Hoffnung gegeben. Niemand nennt die Walkühe *Ausschussware* oder *vertrocknete Fotzen*. Kein Arzt bietet ihnen eine Hormontherapie oder eine Verjüngung der Vagina an. In dem Matriarchat, das sie geschaffen haben, bleiben die Kinder ihr Leben lang bei ihren Müttern, die weiblichen Gruppenmitglieder übernehmen in den Wechseljahren Führungsrollen, und die älteren postreproduktiven Weibchen unterrichten die heranwachsenden Männchen in Sexualpraktiken. Die weiblichen Wale haben mit fast unüberwindbaren Umweltproblemen zu kämpfen, aber jedes Jahr werden sie imposanter. Sie beweisen mir, was keine menschliche Frau beweisen konnte: dass nicht die Menopause selbst das Problem ist, sondern die Menopause, wie man sie im Patriarchat erlebt. Selbst in ihren letzten Monaten war Granny nicht an den Rand gedrängt, sondern aktiv. Mit ihrem großen, majestätischen Körper tauchte sie unter, sprang dann hoch und schwebte über dem Wasser. Ich erinnere mich an ihren Geruch nach Algen und den Blick ihres braunen Auges, aufmerksam, umsichtig und weise. Auf dem letzten Foto, das, wenige Tage bevor sie als vermisst galt, mit einer Drohne von ihr geschossen wurde, treibt Granny einen Lachs zu L87, einem Kalb, dessen Mutter kurz zuvor gestorben war. Vielleicht war Grannys Körper da schon am Ende seiner Kräfte. Auf dem Foto wirkt sie dünn. »Irgendwann«, erklärte Giles mir, »muss sie beschlossen haben, dass ihr Leben vorüber war, und ist nicht mehr aufgetaucht, um zu atmen.« Im Tod sank J2 tiefer ins Meer hinab. Ich muss an den Tod meiner Mutter denken, an die weit geöffnete Tür, um der letzten Wildnis zu begegnen, um sie hereinzulassen.

....

Bei der Menopause treffen Metaphysik und Biologie aufeinander. Sie ist eine spirituell wie körperlich herausfordernde Zeit. An dieser Schnittstelle hatte ich das Gefühl, dass mich meine animalische Vergangenheit verfolgt. »Wir müssen indessen anerkennen«, schrieb Charles Darwin 1871 in seinem Buch *Die Abstammung des Menschen*, »dass der Mensch mit allen seinen edlen Eigenschaften [...] doch noch in seinem Körper den unauslöschlichen Stempel eines niederen Ursprungs trägt.«[100] Sei es auch ein niederer Ursprung, Tiere sind für uns die beste Möglichkeit, uns selbst zu erkennen. Die ersten Symbole waren Tiere, die ersten Abbildungen zeigten Tiere. Von Tieren waren auch die ersten Metaphern abgeleitet, wir bewerteten unsere Schnelligkeit und Kampfkraft nach ihnen. Bei den ersten Religionen standen Tiere im Mittelpunkt. »Wenn wir über den spontanen Austausch des Tieres Mensch mit dem Tierreich reden«, schreibt der Philosoph David Abrams, »räumen wir eine empfundene Beziehung zum Mysteriösen ein, die lange vor jeder Religion mit Priestern oder formellen Strukturen bestand.«[101]

»Durch das Tier öffnet sich vor mir eine Tiefe«, schreibt Georges Bataille, »die mich anzieht und die mir vertraut ist. In gewissem Sinne ist diese Tiefe mir bekannt: es ist die meine. Auch ist sie das, [...] was jenen Namen von Tiefe verdient, der präzise besagen will: *das, was mir entflieht.*«[102] Ich erkenne nun, dass diese Augenblicke, die ich als transzendent in einem religiösen Sinn empfunden habe, in denen die Natur und ihre Geschöpfe in einem inneren Licht zu erstrahlen schienen, in Wirklichkeit Einblicke in mein verlorenes animalisches Bewusstsein waren.

Ich will Tiere nicht verklären. Ich weiß auch, dass ich keines von ihnen werden kann. Aber ich kann ihnen zur Seite stehen. »Wenn Menschen unter Tieren leben«, schreibt die Religionshistorikerin Wendy Doniger, »ist der Idealzustand nicht erreicht, wenn wilde Tiere zahm werden [...]. Ideal ist vielmehr ein Zustand, in dem der Mensch zu einem der Tiere wird. Oder genauer gesagt, in dem der Mensch zu einem Teil der Gemeinschaft der Tiere wird, aber Mensch bleibt.«[103]

••••

Meine Fruchtbarkeit dehnt sich weiter aus. Ich werde zwar älter und zeige schon erste Verfallserscheinungen, aber vergessen wir nicht, dass Verfall Neues generiert. Er lässt Dinge wachsen. Ich werde jagen, indem ich lese, schreibe, ehrenamtlich arbeite, lehre, demonstriere, bemuttere und liebe. Und ich verspreche, dass ich wie eine gute Matriarchin die Nahrung teilen werde, die ich finde.

Manchmal denke ich, wie albern, wie menschlich es war, zu glauben, ich bräuchte ein Mittel gegen die Wechseljahre. Das ist, als wollte man ein Gewitter, eine Tulpenblüte oder die Dämmerung heilen. Als ich jünger war, hat mich meine Körperlichkeit geleitet, jetzt lasse ich mich vom Geist führen. Wenn ich im Dunkeln aufwache und vor Hitze glühe, bete ich nicht zu einer Gottheit im Himmel, sondern zur Schönheit dieser Welt. Ich bete zum Körper, ich bete zum See, ich bete zum Wal.

EINE BEMERKUNG ZU DEN WALEN

Im Sommer 2018, als ich die Arbeit an diesem Buch gerade beendete, brachte J35, eine Walkuh, die Tahlequah genannt wird, eine Tochter zur Welt. Das Kalb starb, und die Mutter trug den Leichnam des Babys siebzehn Tage lang mit sich. Beobachter beschreiben die Totenwache von J35 als »ein Ritual oder eine Zeremonie«. Ken Balcomb, Leiter des Center for Whale Research, nannte ihr Verhalten »eine absolut tragische Trauerreise«.

Ich sehe in dem, was J35 getan hat, nicht nur ein Zeichen der Trauer, sondern auch des Protests. In den Pods K, L und J ist seit fast drei Jahren kein Kalb mehr lebend zur Welt gekommen. Wasserverschmutzung und Lärm schaden den Walen, aber die Nahrungsknappheit bedroht ihre Existenz. Die Wale fressen Königslachse, eine Art, die überfischt ist und deren Wanderung durch die Staudämme im Lower Snake River behindert wird. Wir können den Walen helfen, indem wir die Behörden auffordern, den Durchfluss zu erhöhen, damit mehr jungen Lachsen die Wanderung gelingt, und indem wir auf einen Abriss des Damms drängen. Wir können den Southern Residents auch Tag für Tag helfen, wenn wir Wasser und Strom nicht verschwenden, das Fahrrad nehmen oder Fahrgemeinschaften bilden, recyceln, Bio-Waren aus der Region kaufen und weder giftige Haushaltsreiniger noch Pestizide im Garten benutzen. Und wir können an Organisationen spenden, die Wale schützen, zum Beispiel Wild Orca, www.wildorca.org, und das Center for Whale Research, www.whaleresearch.com.

Vielleicht hat L77, die im Januar 2019 ein Kalb zur Welt gebracht hat, mehr Glück als J35. Das Kalb mit dem Spitznamen Lucky wurde schon an der Seite seiner Mutter in der Salish Sea gesichtet. Es macht Mut, ein lebendes Kalb zu sehen, doch der Anblick des toten Kalbs verfolgt mich. Es ist eine Sache, am Schmerz einer trauernden Mutter Anteil zu nehmen, aber eine andere, für Veränderungen zu sorgen, die ihr wirklich helfen.

DANKSAGUNG

Dieses Buch konnte nur durch die Zusammenarbeit zahlreicher Menschen entstehen, noch mehr als meine früheren Projekte. Ich habe über einhundert Frauen persönlich, telefonisch und per E-Mail befragt. Ihre Ehrlichkeit und Großzügigkeit haben mich inspiriert und mir viel offenbart. Meine Rechercheurinnen Taylor Lannamann, Sarah Levy und Nicole Starczak haben Informationen zusammengetragen, die diesem Buch zugutekamen. Dafür bin ich dankbar. Lynn Dolnick, Mary Weiss, Sam Kaviar, Dr. Pauline Maki, Dr. Darren Croft und Dr. Deborah Giles haben mir geholfen, Tiere und menschliche Tiere zu verstehen.

Ich danke meiner Familie und meinen vielen Freunden, die dieses Buch mit ihrem Engagement unterstützt und zu ihm beigetragen haben: David Steinke, Lauren Steinke, Jonathan Steinke, Nicole LaRosa, Ann Williams, René Steinke, Jill Eisenstadt, Will Blythe, Natalie Standiford, Idra Novey, Elissa Schapell, Rebecca Godfrey, Douglas A. Martin, Bobby Abate, Susan Wheeler, Shelley Jackson, Rob Sheffield, Elizabeth Schmitz, Mitchell Kaplan, Marnie Weber, Bronwyn Keenan, Ben Hudson, Eric Weiner, Jeffrey Greene, Nora O'Connor, Rick Moody und vor allem Elizabeth Mitchell. Biz half mir, diesem Buch die richtige Gestalt zu verleihen. Ein besonderer Dank gilt meinem Vater Reverend Paul Steinke: Seine Neugier, Empathie und Begeisterung haben mich als Vorbild durch mein kreatives und intellektuelles Leben begleitet.

Ich danke allen bei FSG: Meinen Lektorinnen Susan Goldfarb und Maureen Klier, außerdem Benjamin Rosenstock und

Colin Dickerman. Colin widmete sich diesem Projekt mit einer Hingabe, die ich sehr zu schätzen weiß. Ein großes Dankeschön gebührt der großartigen Sarah Crichton, meiner kühnen Verlegerin – sie ist die postreproduktive Pod-Anführerin, der ich hoffentlich noch jahrelang folgen werde. Kathy Daneman, Pressechefin ohnegleichen, hat dafür gesorgt, dass das Buch besprochen wird. Ich danke Sarah Chalfant und Jin Auh von der Wylie Agency. Jin begleitet mich und meine Bücher als Unterstützerin, Freundin und Vertraute seit fast zwanzig Jahren. Die Princeton University unterstützte mich bei der Recherche, und das Whiteley Center von den Friday Harbor Labs auf San Juan Island verschaffte mir den Raum, um mit den Southern-Resident-Walen zu kommunizieren und zu schreiben. Meinem Ehemann Mike Hudson, der mir von der ersten Idee zu diesem Buch an half, meine Gedanken auszuarbeiten und zu ordnen: Du hast mich mit deiner Gegenwart, deiner Fürsorge und deinen fabelhaften Fähigkeiten als Investigativreporter und genialer Redakteur unterstützt. Mein Dank gilt zu guter Letzt meiner Tochter Abbie Jones, deren leidenschaftlicher Millennial-Feminismus mich immer wieder anspornt und inspiriert. In vielerlei Hinsicht habe ich dieses Buch für dich und deine Generation geschrieben.

ANMERKUNGEN

1 Ich habe eine heterogene Gruppe von über 100 Frauen befragt. Die Gespräche fanden per E-Mail, per Telefon und persönlich statt.

2 Samuel Beckett, *Endspiel*, zit. nach: *Drei Stücke. Warten auf Godot. Endspiel. Glückliche Tage.* Aus d. Franz. v. Elmar Tophoven. Frankfurt a. M.: Suhrkamp 2018, S. 119

3 Vgl. Suzanne Moore, »There Won't Be Blood«, in: *New Statesman*, 17. 8. 2015

4 Charles Finney, *The Autobiography of Charles G. Finney: The Life Story of America's Greatest Evangelist – in His Own Words.* Ada: Bethany House Publishers 2006

5 Gail Sheehy, *Wechseljahre – Na und?* Aus d. Amerikan. v. Hanne Gebhard u. Christine Gebhard-Kochs. München: List 1993

6 Germaine Greer, *The Change.* New York: Ballantine Books 1993; dt. u. d. T. *Menopause.* Aus d. Engl. v. Ulrike Bischoff u. Sabine Steinberg. Düsseldorf u. a.: Econ 1991. Ich halte Greers Buch für den besten feministischen Text über die Wechseljahre, aber ihrer Ablehnung von Transfrauen stimme ich nicht zu. Transfrauen sind Frauen. Punkt.

7 Vgl. Joseph F. Brown, »Hulk Smashed! The Rhetoric of Alcoholism in Television's Incredible Hulk«, in: *Journal of Popular Culture*, 13. 12. 2011

8 Naomi E. Rance, »Modulation of Body Temperature and LH Secretion by Hypothalamic KNDy Neurons: A Novel Hypothesis on the Mechanism of Hot Flushes«, in: *Frontiers in Neuroendocrinology*, 34 (3), August 2013

9 Darren P. Croft/Emma A. Foster, »Ecological Knowledge, Leadership, and the Evolution of Menopause in Killer Whales«, in: *Current Biology*, 25 (16), 16. 3. 2015

10 Vgl. Sandra Pollard, *Puget Sound Whales for Sale: The Fight to End Orca Hunting.* Cheltenham: The History Press 2014

11 Wolfson Archives, Miami Dade College, Miami, Florida. Ich danke dem Archivar Lou Kramer.

12 Charles Foster, *Der Geschmack von Laub und Erde. Wie ich versuchte, als Tier zu leben.* Aus d. Engl. v. Gerlinde Schermer-Rauwolf u. Robert A Weiß. München: Malik 2017, S. 18

13 J. M. Coetzee, *Das Leben der Tiere*. Aus d. Engl. v. Reinhild Böhnke. Frankfurt a. M.: Fischer 2000, S. 24 f.
14 Jaycee Dugard, *Ein gestohlenes Leben*. Aus d. Amerikan. v. Claudia Franz. München: Piper 2012, S. 37
15 Edward Tilt, *The Change of Life in Health and Disease*. Philadelphia: Lindsay & Blakiston 1857
16 Ernest Becker, *The Denial of Death*. New York: Simon & Schuster 1973, S. 214; dt. u. d. T. *Dynamik des Todes. Die Überwindung der Todesfurcht – Ursprung der Kultur*. Olten u. a.: Walter 1976
17 Carmen Maria Machado, »Unruly, Adjective«, in: *Medium*, 2017
18 Phyllis Lee, »The Reproductive Advantages of a Long Life: Longevity and Senescence in Wild African Elephants«, in: *Behavioral Ecology and Sociobiology*, 19. 1. 2016
19 Karen McComb, »Elephants Can Determine Ethnicity, Gender, And Age from Accoustic Cues in Human Voices«, in *Proceedings of the National Academy of Sciences of the United States of America*, 10. 3. 2014
20 Sue W. Margulis/Sylvia Atsalis, »Sexual and Hormonal Cycles in Geriatric *Gorilla gorilla gorilla*«, in: *International Journal of Primatology* 27, 7. 12. 2006
21 Dian Fossey, *Gorillas im Nebel. Mein Leben mit sanften Riesen*. Aus d. Amerikan. v. Elisabeth M. Walther. München: Droemer Knaur 1991, S. 190
22 Georges Bataille, *Theorie der Religion*. Aus d. Franz. v. Andreas Knop. Berlin: Matthes und Seitz 1997, S. 21 f.
23 Colette, *Die Freuden des Lebens*. Aus d. Franz. v. Erna Redtenbacher u. Helene M. Reiff. München: Droemer Knaur 1986, S. 53 ff.
24 Philip Roth, *Das sterbende Tier*. Aus d. Amerikan. v. Dirk van Gunsteren. Reinbek: Rowohlt 2018, S. 159
25 Georges Bataille, *Theorie der Religion*. Aus d. Franz. v. Andreas Knop. Berlin: Matthes und Seitz 1997, S. 32
26 William S. Burroughs, *Junkie/Auf der Suche nach Yage/Naked Lunch/Nova Express*. Aus d. Amerikan. v. Carl Weissner. Frankfurt a. M.: Zweitausendeins 1978, S. 31 f.
27 Rudolf Bultmann, *Theologie des Neuen Testaments*. Tübingen: Mohr 1977, S. 153
28 Robert A. Wilson, *Feminine Forever*. New York: Pocket Books 1966; dt. u. d. T. *Die vollkommene Frau*. Aus d. Amerikan. v. E. H. G. Lutz. München: Kindler 1966
29 Vgl. Louise Foxcroft, *Hot Flushes, Cold Science*. London: Granta Books 2009. Aus diesem Buch habe ich viel über die frühesten Ansichten und den Irrglauben über die Wechseljahre erfahren.

30 Gayle Sand, *Ist es heiß hier drin, oder bin ich das? Erlebnisse einer Frau in den Wechseljahren*. Aus d. Amerikan. v. Erika Ifang. Düsseldorf: Econ 1994, S. 33 ff.
31 Gail Sheehy, *Wechseljahre – Na und?* Aus d. Amerikan. v. Hanne Gebhard u. Christine Gebhard-Kochs. München: List 1993, S. 43
32 Vgl. Louann Brizendine, *Das weibliche Gehirn: Warum Frauen anders sind als Männer*. Aus d. Amerikan. v. Sebastian Vogel. München: Goldmann 2008, S. 13
33 Samantha Irby, »Hysterical!«, in: *Medium*, 2017
34 Julie A. Dumas, »Increased Working Memory–Related Brain Activity in Middle-Aged Women with Cognitive Complaints«, in: *Neurobiology of Aging*, 34 (4), April 2013
35 Sigmund Freud, *Neue Folge der Vorlesungen zur Einführung in die Psychoanalyse*. Wien: Internationaler Psychoanalytischer Verlag 1933, S. 157, 182, 188
36 Virginie Despentes, *King Kong Theorie*. Aus d. Franz. v. Claudia Steinitz. Köln: Kiepenheuer & Witsch 2018, S. 10, 22
37 Judith Butler, *Das Unbehagen der Geschlechter*. Aus d. Amerikan. v. Kathrina Menke. Frankfurt a. M.: Suhrkamp 1991, S. 205
38 Ebd., S. 32
39 Paul B. Preciado, *Testo Junkie*. Aus d. Franz. v. Stephan Geene. Berlin: b-books 2016, S. 391
40 Juliet Jacques, *Trans: A Memoir*. Brooklyn: Verso 2015, S. 294
41 Julia Serano, *Whipping Girl*. Berkeley u. a.: Seal Press 2007, S. 19
42 Max Wolf Valerio, *The Testosterone Files*. Berkeley u. a.: Seal Press 2006, S. 9
43 Im Englischen wird als geschlechtsneutrales Pronomen *they* verwendet, im Deutschen gibt es keinen einheitlichen Sprachgebrauch. Eine der möglichen Varianten ist *xier* (sie-er) und *dier* (die-der). Parallel dazu *Studierx* für Student/Studentin. Anm. d. Ü.
44 Paul B. Preciado, *Testo Junkie*. Aus d. Franz. v. Stephan Geene. Berlin: b-books 2016, S. 370
45 Platon, *Die großen Dialoge*. Aus d. Griech. v. Friedrich Schleiermacher. Köln: Anaconda 2016, S. 127 ff.
46 Michel Foucault, *Die Heterotopien*. Aus d. Franz. v. Michael Bischoff. Berlin: Suhrkamp 2013, S. 34
47 Mary Valentis, *Female Rage*. New York: Clarkson Potter 1994; dt. u. d. T. *Die Wut der Frauen*. Aus d. Amerikan. v. Ingrid Pross-Gill. München: Droemer Knaur 1996
48 Laura J. Petracek, *The Anger Workbook for Women*. Oakland: New Harbinger 2004, S. 2

49 Jean Rhys, *Guten Morgen, Mitternacht*. Aus d. Engl. v. Grete Felten. Berlin: Berliner Taschenbuch Verlag 2002, S. 93, 33, 239
50 Rick Paulas, »The Neuroscience of Ghosts«, in: *Pacific Standard*, 15. 2. 2016
51 Vgl. Andi Zeisler, »The Feminist Power of Female Ghosts«, in: *Bitch Media*, 3. 10. 2017
52 Vgl. Alan Dundes, »Bloody Mary in the Mirror: A Ritual Reflection of Pre-Pubescent Anxiety«, in: *Western Folklore* 52 (2/3), 1998
53 1. Korinther 13,12
54 zit. nach Paulina F. Kernberg, *Spiegelbilder. Der Einsatz des Spiegels in der klinischen Arbeit mit Kindern und Jugendlichen*. Stuttgart: Klett-Cotta 2008, S. 14 (aus dem Engl. v. Jutta Kaußen)
55 Die Einzelheiten sind aus einer Reihe von Quellen zusammengetragen, darunter: *The Penguin Book of Witches*, hg. v. Katherine Howe; Stacy Schiff, *The Witches*; Ronald Hutton, *The Witch*; David D. Hall, *Witchcraft and the Limits of Interpretation*; Carol F. Karlsen, *The Devil in the Shape of a Woman*.
56 Sylvia Townsend Warner, *Lolly Willowes: oder Der liebevolle Jägersmann*. Aus d. Engl. v. Ann Anders. Zürich: Dörlemann eBook 2020
57 Sue Brayne, *Sex, Meaning and the Menopause*. London u. a.: Continuum 2011, S. 103
58 Julie Holland, *Moody Bitches*. Aus d. Amerikan. v. Andrea Stumpf u. Gabriele Werbeck. München: Bertelsmann 2017, S. 53
59 Ursula K. Le Guin, *Keine Zeit verlieren*. Aus d. Amerikan. v. Anne-Marie-Wachs. München: Golkonda 2013, S. 176 ff. Die Autorin ist es auch, die in ihrem Science-Fiction-Roman *Die linke Hand der Dunkelheit* den Begriff »Kemmer« einführte für eine Zeit, in der die asexuellen oder »ambisexuellen« Bewohnerinnen und Bewohner des Planeten Winter einmal im Monat männliche oder weibliche Eigenschaften annehmen und sexuell aktiv sind. Anm. d. Ü.
60 Clarissa Pinkola Estés, *Die Wolfsfrau. Die Kraft der weiblichen Urinstinkte*. Aus d. Amerikan. v. Mascha Rabben. München: Heyne 1993, S. 387
61 Catherine Millet, *Das sexuelle Leben der Catherine M.* Aus d. Franz. v. Gaby Wurster. München: Goldmann 2003, S. 17
62 Zit. nach Simone de Beauvoir, *Das andere Geschlecht. Sitte und Sexus der Frau*. Aus d. Franz. v. Uli Aumüller u. Grete Osterwald. Reinbek: Rowohlt Taschenbuch Verlag 2000, S. 206
63 Ann Mankowitz, *Change of Life*. Toronto: Inner City Books 1984, S. 36; dt. u. d. T. *Auf neue Weise fruchtbar*. Aus d. Amerikan. v. Odette Brändli. Zürich: Kreuz-Verlag 1987
64 Wendy Maltz/Suzie Boss, *Die geheimsten Gedanken der Frauen oder Das*

kreative Spiel mit erotischen Wünschen. Aus d. Amerikan. v. Stefanie v. Kalckreuth. Reinbek: Rowohlt 1998

65 William Faulkner, *Sanctuary*. London: Jonathan Cape 1931. Der Satz fehlt in der deutschen Übersetzung von Hans Wollschläger; vgl. William Faulkner, *Die Freistatt*. Zürich: Diogenes 1973.

66 Lisa M. Diamond, *Sexual Fluidity*, Cambridge: Harvard University Press 2008, S. 140

67 Elizabeth Abbott, *The History of Celibacy*. Cambridge: Da Capo Press 1999, S. 37

68 Ich interviewte Männer und stellte ihnen Fragen über ihre alternden Körper und die Beziehung zu ihren Frauen in den Wechseljahren.

69 Simone de Beauvoir, *Das andere Geschlecht. Sitte und Sexus der Frau*. Aus d. Franz. v. Uli Aumüller u. Grete Osterwald. Reinbek: Rowohlt Taschenbuch Verlag 2000, S. 726

70 Vgl. Barbara G. Walker, *Die weise Alte: Kulturgeschichte – Symbolik – Archetypus*. Aus d. Amerikan. v. Susanne Kahn-Ackermann. München: Frauenoffensive 1986

71 Toni Morrison, *Jazz*. Aus d. Amerikan. v. Helga Pfetsch. Reinbek: Rowohlt 1994, S. 124

72 Elena Ferrante, *Frantumaglia. Mein geschriebenes Leben*. Aus d. Ital. v. Petra Kaiser u. Julika Brandestini. Berlin: Suhrkamp 2019, S. 275

73 Elizabeth Bishop, »Schlaflos«, in: *Gedichte*. Hg., übers. u. mit einem Nachwort v. Steffen Popp. München: Hanser 2018

74 Anne Carson, »Ketten aus Schlaf«, in: *Decreation*. Aus d. Amerikan. v. Anja Utler. Frankfurt a. M.: Fischer 2014, S. 19

75 Clarice Lispector, *Die Passion nach G.H.* Aus d. brasilian. Portug. v. Christina Schrübbers. Berlin: Lilith 1984, S. 13

76 Eve Kosofsky Sedgwick, *Touching Feeling*. Durham: Duke University Press 2003, S. 36

77 Zit. nach Barbara Rohr, *Verwurzelt im Ortlosen. Einblicke in Leben und Werk von Simone Weil*. Münster u. a.: Lit 2000, S. 88

78 Adrienne Rich, *Of Woman Born*. New York: Norton 1986, S. 243; dt. u. d. T. *Von Frauen geboren*. Aus d. Amerikan. v. Gesine Stempel u. Meo H.-Rentzel. München: Frauenoffensive 1979

79 Bernard Williams, *Scham, Schuld und Notwendigkeit*. Aus d. Engl. v. Martin Hartmann. Berlin: Akademie-Verlag 2000, S. 91

80 Luce Irigaray, *Das Geschlecht, das nicht eins ist*. Aus d. Franz. v. Eva Meyer u. Heidi Paris. Berlin: Merve 1979, S. 22

81 Vgl. Alan Hyde, »The Legal Vagina«, in: *Bodies of Law*, Princeton: Princeton University Press 1997

82 Jacqueline Rose, *Sexuality in the Field of Vision*. Brooklyn: Verso 1986;

dt. u. d. T. *Sexualität im Feld der Anschauung*. Aus d. Engl. v. Catherine Zakravsky. Wien: Turia und Kant 1996

83 Roxane Gay, *Hunger. Die Geschichte meines Körpers*. Aus d. Amerikan. v. Anne Spielmann. München: btb 2019, S. 15

84 Ann Mankowitz, *Change of Life*. Toronto: Inner City Books 1984, S. 130

85 Anne Carson, *Eros the Bittersweet*. Champaign: Dalkey Archive Press 1998, S. 30; dt. u. d. T. *Der bittersüße Eros*. Aus d. Amerikan. v. Christina Dongowski. Wien: Turia und Kant 2020

86 Georges Bataille, *Die Erotik*. Aus d. Franz. v. Gerd Bergfleth. Berlin: Matthes und Seitz 1994/2020

87 vgl. Francis Naumann, *The Recurrent, Haunting Ghost: Essays on the Art, Life and Legacy of Marcel Duchamp*. Readmade Press 2012

88 June Arnold, *Sister Gin*. Plainfield: Daughters Inc. 1975, S. 126

89 Kathy Acker, »In Memoriam to Identity«, in: Douglas A. Martin, *Acker*. Brooklyn: Nightboat Books 2017, S. 222

90 Erich Hoyt, *Orca. The Whale Called Killer*. Rochester: Camden House 1981, S. 54

91 Alexandra Morton, *Listening to Whales*. New York: Ballantine Books 2002, S. 139; dt. u. d. T. *Die Sinfonie der Wale. Mein Leben mit den Riesen der Meere*. Aus d. Amerikan. v. Thomas Bertram. München: Piper 2004

92 Tema Milsteins Artikel verhalfen mir zu einem besseren Verständnis von Walbeobachtungen und dem Erlebnis, einen Wal aus der Nähe zu sehen: »Transcorporeal Tourism: Whales, Fetuses and the Rupturing and Reinscribing of Cultural Constraints«, in: *Environmental Communication*, 2012; »When Whales ›Speak for Themselves‹: Communication as a Mediating Force in Wildlife Tourism«, in: *Environmental Communication*, 2008; und »The Performer Metaphor: ›Mother Nature Never Gives Us the Same Show Twice‹«, in: *Environmental Communication*, 2016

93 Loren Eiseley, *Die ungeheure Reise. Von der Entstehung des Lebens und der Naturgeschichte des Menschen*. Aus d. Amerikan. v. Stefan W. Escher. München: Piper 1959

94 Jean-Luc Marion, »Der Tod des Todes Gottes«, in: *Revisionen des Heiligen*. Hg. v. René Dausner. Freiburg i. Br.: Herder 2019, S. 234

95 K. Hawkes/J. F. O'Connell/N. G. Blurton Jones, »Hardworking Hadza Grandmothers«, in: *Comparative Socioecology*. Hg. v. V. Standen u. R. A. Foley. London: Basil Blackwell 1989; »Grandmothering, Menopause, and the Evolution of Human Life Histories«, in: *Proceedings of the National Academy of Sciences of the United States of America*, 95 (3), 3. 2. 1998; »Grandmothers and the Evolution of Human Longevity: A Review of Findings and Future Directions«, in: *Evolutionary Anthropology*, 22 (6), Nov./Dez. 2013

96 Richard Kearney, *Revisionen des Heiligen*. Aus d. Engl. v. Karl Pichler u. Irmengard Gabler. Freiburg i. Br.: Herder 2019, S. 22

97 Eva Saulitis, *Into Great Silence*. Boston: Beacon Press 2013, S. 63

98 Avital Ronellin: *Angry Women*. San Francisco: RE/Search 1991, S. 140

99 Audre Lorde, »Vom Nutzen unseres Ärgers«, in: *Macht und Sinnlichkeit*. Aus d. Amerikan. v. Renate Stendhal. Orlanda: Berlin 1983, S. 97

100 Charles Darwin, *Die Abstammung des Menschen und die geschlechtliche Zuchtwahl*. II. Band. Aus d. Engl. v. J. Victor Carus. Stuttgart: E. Schweizerbart'sche Verlagshandlung (E. Koch) 1875, S. 380

101 David Abrams, *Becoming Animal*. New York: Vintage Books 2011, S. 277

102 George Bataille, *Theorie der Religion*. Aus d. Franz. v. Andreas Knop. Berlin: Matthes und Seitz 1997, S. 23

103 Wendy Doniger, *The Lives of Animals*. Princeton: Princeton University Press 2016, S. 100